E-Book inside

Mit dem Kauf dieses Buchs erhalten Sie das zugehörige E-Book gratis. Sie können dabei aus drei Dateiformaten wählen: EPUB (gängiges Format für E-Reader und Tablets), PDF (für PC und Laptop) oder MOBI (für den Amazon Kindle). So kommen Sie an Ihr kostenloses E-Book:

Rufen Sie im Internet diese Website auf:
↗ http://www.junfermann.de/ebook-inside

Geben Sie den unten stehenden Code in das dafür vorgesehene Feld ein und klicken Sie → Code einlösen. Nach Eingabe Ihrer E-Mail-Adresse und Auswahl des E-Book-Formats erhalten Sie sofort einen Download-Link für das gewünschte E-Book an Ihre E-Mail-Adresse.

Bitte beachten Sie, dass der Code für Sie personalisiert wird und nur einmal gültig ist. Die Datei müssen Sie zunächst auf Ihrem Computer speichern, bevor Sie sie auf ein mobiles Endgerät überspielen können.

VZGPG5NE

Alice Romanus-Ludewig

Trauma bewältigen

Übungen zur Selbsthilfe und für die Therapie

ALICE ROMANUS-LUDEWIG

TRAUMA BEWÄLTIGEN

ÜBUNGEN ZUR SELBSTHILFE UND FÜR DIE THERAPIE

Junfermann Verlag
Paderborn
2022

Bibliografische Information der Deutschen Nationalbibliothek	Die Deutsche Nationalbibliothek verzeichnet diese Publikation in der Deutschen Nationalbibliografie; detaillierte bibliografische Daten sind im Internet über http://dnb.d-nb.de abrufbar.

ISBN 978-3-7495-0324-7
Dieses Buch erscheint parallel als E-Book.
ISBN 978-3-7495-0325-4 (EPUB), 978-3-7495-0327-8 (PDF),
ISBN 978-3-7495-0326-1 (EPUB für Kindle).

Inhalt

Einleitung: Für wen ist dieses Buch geschrieben? ... 7

TEIL I: EINBLICK IN DIE VERLETZTE SEELE ... 11

1. Was unterscheidet ein Trauma von einer „normalen“ Belastung? ... 13
1.1 Das Trauma in Körper und Seele ... 14
1.2 Wann macht ein Trauma krank? ... 16

2. Wie funktioniert eine Traumatherapie? ... 21
2.1 Ein erster Überblick über den Verlauf einer Traumatherapie ... 22
2.2 Psycho-GPS: Brauche ich Hilfe oder schaffe ich es alleine? ... 26
2.3 Therapeutenkompass – Wo finde ich passende Hilfe? ... 27
2.4 Deine vier Schlüssel zu einer erfolgreichen (Trauma-)Therapie ... 30

TEIL II: STABILISIERUNG – DIE ERSTE PHASE EINER TRAUMATHERAPIE ... 33

3. Das Ruder des Lebens wieder selbst in die Hand nehmen ... 35
3.1 Vom Sinn der Stabilisierungsphase ... 35
3.2 Werde dir deiner Ziele bewusst! ... 36
3.3 Gedanken – „Lichterketten“ in unserem Gehirn ... 39

4. Die Big Five der Stabilisierungsphase ... 43
4.1 Big Five 1 – Juwelen sammeln, Schätze in dir entdecken ... 43
4.2 Big Five 2 – Imaginationsübungen: von „Wohlfühlorten“ und anderen Kraftquellen ... 52
4.3 Big Five 3 – Skills: mentale Werkzeuge für brenzlige Alltagssituationen... 63
4.3.1 Basis-Skill 1: Trösten des inneren Kindes / Visitenkarte ... 64
4.3.2 Basis-Skill 2: Reframing und Scheinwerferübung ... 69
4.3.3 Basis-Skill 3: Glücksinseln schaffen – die „To-enjoy“-Liste ... 72
4.3.4 Basis-Skill 4: der Notfallkoffer ... 74
4.4 Big Five 4 – Raus aus der Achterbahn – mit dem „Stressregler“ zu mehr innerer Balance ... 78
4.5 Big Five 5: Wer bin ich und wie viele? Persönlichkeitsfacetten und innere Vielfalt ... 88

TEIL III: TRAUMADURCHARBEITUNG – DIE ZWEITE PHASE EINER TRAUMATHERAPIE .. 99

5. **Phasenwechsel – was jetzt für dich wichtig ist** ... 101
5.1 Voraussetzungen für eine gelingende Traumadurcharbeitung ... 101
5.2 „Belastungsliste“ erstellen – erste vorbereitende Übung für die Traumadurcharbeitung ... 105

6. **„Traumafilm“ und „Toleranzfenster“ – Impulse und Techniken für eine schonende Traumakonfrontation** ... 109
6.1 Die Bildschirmmethode ... 109
6.2 Wie gestaltet sich eine Traumakonfrontationssitzung konkret? ... 111
6.2.1 Phase 1: Netzwerkaktivierung ... 112
6.2.2 Phase 2: Bildschirmbetrachtung („Screening“) ... 112
6.2.3 Phase 3: Nachbesprechung ... 113
6.3 FAQs zur Traumadurcharbeitungssitzung am Beispiel einer NaTs-Sitzung ... 115
6.4 Toxische Gedanken aufspüren, die das Trauma hinterlassen hat ... 129

Teil IV: Trauer und Neuorientierung – die dritte Phase der Traumatherapie ... 135

7. **Wiederanknüpfen an dein Leben** ... 137
7.1 Trauer – Dein Verlust zählt! ... 138
7.2 Trauer begreifen und wieder loslassen – Trauerrituale ... 139
7.3 Täterkonfrontation: Wann ist Vorsicht geboten? ... 143
7.4 Zwischen Rache und Vergebung – starke Gefühle ausdrücken ... 145
7.5 Warum und wozu? Sinnfragen nach einem Trauma ... 147
7.6 Erobere dir deine Zukunft zurück! ... 153

Ausblick: Wie geht es nach der Traumabewältigung für dich weiter? ... 155

Hilfreiche Ressourcen ... 159
Literatur ... 161
Index ... 163
Über die Autorin ... 165

Einleitung: Für wen ist dieses Buch geschrieben?

Das Leben bürdet uns allen die eine oder andere Last auf. Wir werden mit unterschiedlichsten Herausforderungen konfrontiert und erleben von Zeit zu Zeit Rückschläge. Viele Erlebnisse stecken wir gut weg und wundern uns vielleicht sogar darüber, wie gut wir damit zurechtkommen, wie zuverlässig wir weiterhin „funktionieren". Und dann gibt es Erfahrungen, die tiefe Wunden hinterlassen und nicht einfach so abgeschüttelt werden können. Sie verfolgen uns, machen uns Angst und rauben uns die Lebensfreude.

Trauma bewältigen richtet sich an alle, die eine oder mehrere solcher schweren Belastungen mit sich tragen. Dabei ist es nicht relevant, wie „schlimm" das Ereignis objektiv war. Selbst (von außen betrachtet) wenig dramatische Erfahrungen können ihre Spuren hinterlassen. Maßgebend ist allein der persönliche Leidensdruck.

Ein und dasselbe Erlebnis kann von einem Menschen gut verarbeitet werden, während ein anderer lange darunter leidet. Und selbst wenn ein Ereignis in einer bestimmten Lebensphase problemlos bewältigt werden kann, wirft etwas ähnlich Erlebtes in einer anderen Lebensphase diesen Menschen vielleicht komplett aus der Bahn.

Welche Auswirkungen belastende Lebensereignisse auf uns haben, hängt von vielen unterschiedlichen Faktoren ab. Als Traumatherapeutin möchte ich ein bisschen Licht in den „Trauma-Dschungel" bringen. Ich möchte vermitteln, was genau man unter einem Trauma versteht, welche körperlichen und seelischen Veränderungen ein Trauma bewirkt und woran Sie erkennen können, ob eine sogenannte Traumafolgestörung vorliegt. Sie werden zudem erfahren, was Traumatherapie ist und auf welchem Weg ein Trauma mit Unterstützung eines Therapeuten oder einer Therapeutin[1] überwunden werden kann.

Natürlich braucht nicht jeder Traumabetroffene eine Therapie. Oft reicht es aus, die Selbstheilungskräfte wirken zu lassen. Auch dafür bietet dieses Buch Informationen, Übungen und Anregungen. Man kann selbst eine Menge dafür tun, die Verarbeitung des Traumas zu unterstützen. Jederzeit können Sie damit anfangen, Ihre Resilienz zu stärken, Ihr Wohlbefinden zu verbessern und Ihr Leiden zu lindern. Dabei

1 Zugunsten der besseren Lesbarkeit wechseln sich die weibliche und die männliche Form der Personenbezeichnungen in lockerer Folge ab und es erfolgt keine konstante Genderschreibweise. In jedem Fall sind alle Geschlechter mit einbezogen. Der Verlag bittet um Verständnis.

erfolgt die Wirkung zwar oft sehr „kleinschrittig“ (selten bewirkt eine Übung eine sofortige Verbesserung Ihres inneren Zustands), aber auch in kleinen Schritten kann es gelingen, auf dem gewünschten Weg vorwärts zu kommen.

Das zweite Ziel dieses Buches besteht darin, Ihnen ein „Begleiter“ zu sein. Wenn Sie gerade eine Traumatherapie machen oder dies beabsichtigen, dann kann dieses Buch ein Kompass für den Verlauf der Therapie sein. Ihr persönlicher „Traumatherapie-Begleiter“ kann Ihnen Informationen darüber geben, was auf Sie zukommen wird, wo Sie sich gerade befinden und auch, welche Prozesse in Ihrer Seele und in Ihrem Gehirn während der Therapie ablaufen.

Die Traumatherapiemethode, die hier beschrieben wird, nennt sich „RebiT“ (Resilienz-und bindungsorientierte Traumatherapie). Ich habe sie nach mehrjähriger Erfahrung in der Behandlung von traumatisierten Patienten[2] entwickelt. Sie orientiert sich an den allgemeinen traumatherapeutischen Leitlinien. Das Besondere an dieser Methode ist, dass sie sehr klar strukturiert und sowohl für Klientinnen als auch für Therapeuten gut anwendbar sowie „schonend“ ist. Denn eines vorweg: Bei einer Traumatherapie geht es nicht darum, so tief wie möglich noch einmal in das Erleben „hineinzugehen“, sondern eher im Gegenteil: Dosiert und gut begleitet wird das Geschehene noch einmal betrachtet, um Körper und Seele zu helfen, es zu verarbeiten. Vielleicht kann Ihnen das ein wenig Angst nehmen. Durch RebiT wird Ihnen nichts abverlangt, was Sie überfordern könnte.

Bei der Lektüre des Buches werden Sie eine ganz wichtige Entdeckung machen:

Sie selbst sind der wichtigste Schlüssel für das Vorankommen in der Therapie. Je mehr Sie sich vor und während der Therapie damit beschäftigen, was Sie selbst tun können und wie Sie den Heilungsprozess in den unterschiedlichen Phasen unterstützen können, desto besser.

Auch wenn in diesem Buch die RebiT-Methode Grundlage ist, können Sie die beschriebenen Impulse und Übungen auch dann anwenden und davon profitieren, wenn in Ihrer Therapie eine andere Traumatherapiemethode angewandt wird. Die Wissensgrundlagen sind dieselben und Sie werden entdecken, dass sich auch bestimmte „Behandlungselemente“ ähnlich sind.

Ich erlaube mir während der Begleitung durch dieses Buch das persönlichere „Du“. Sollten wir uns einmal im realen Leben begegnen, müssen wir das nicht fortführen,

2 Im Text wechsele ich zwischen den Bezeichnungen Patient / Patientin und Klientin / Klient ab. Formal werden Menschen in Therapie als „Patient / Patientin“ bezeichnet, Klientin / Klient betont jedoch die Gleichberechtigung von Behandelndem und Behandeltem.

aber hier schafft es meinem Empfinden nach eine vertrauensvollere Basis und ich hoffe, Sie erleben es ebenso.

Und zu guter Letzt noch der Hinweis: Sie dürfen Fragen stellen! Gerne können Sie mich auf meiner Website ↗ http://www.seelenworkout.de besuchen und mich unter info@seelenworkout.de anschreiben. Ich freue mich, von Ihnen zu lesen.

Herzlichst,

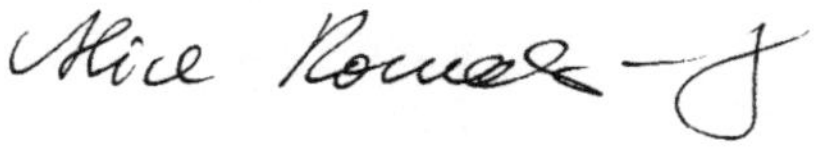

Ihre Alice Romanus-Ludewig

Teil I

Einblick in die verletzte Seele

1. Was unterscheidet ein Trauma von einer „normalen" Belastung?

Der Begriff „Trauma" wird heute inflationär gebraucht. Das kann dazu führen, dass sich betroffene Menschen Aussagen anhören müssen wie: „Wir haben doch alle unser Trauma. Nimm dich nicht so wichtig!" Doch dies wird dem Schicksal von Traumabetroffenen nicht gerecht und kann sehr verletzend sein, kommt es doch einer Relativierung ihres Erlebens gleich. Deshalb möchte ich Traumata mit ihren Folgewirkungen von einer „normalen" Belastung abgrenzen.

Wenn Sie selbst unsicher sind, ob Ihre Belastungen bzw. die Symptome, unter denen Sie leiden, krankheitswertig sind, hilft Ihnen diese Gegenüberstellung vielleicht dabei, mehr Klarheit über Ihre Situation zu gewinnen. Eine Diagnose sollte jedoch ausschließlich von Fachleuten gestellt werden. Ich rate dringend von Selbstdiagnosen ab! Das kann sowohl in die eine Richtung (Sie sind traumatisiert, wollen sich aber „zusammenreißen" und spielen Ihr Leid herunter) als auch in die andere Richtung (Ihre Belastungen sind nicht die Folge eines Traumas, sondern haben andere, noch nicht erkannte Ursachen) Schaden anrichten.

Belastende Lebensereignisse können uns „umhauen" und uns kräftig „durchrütteln". Hierzu zählen die Trennung vom Partner, ein beruflicher Misserfolg, eine Krankheit oder zwischenmenschliche Konflikte zum Beispiel am Arbeitsplatz oder innerhalb der Familie. Wir sind angesichts dieser Spannungen vielleicht oft erst einmal ratlos und fühlen uns überfordert, können uns aber im weiteren Verlauf wieder sortieren, unsere Kräfte bündeln und die Situation Schritt für Schritt bewältigen.

Traumatische Erfahrungen zeichnen sich dadurch aus, dass wir einer Situation extremer Ohnmacht und Hilflosigkeit ausgesetzt sind. Wir können weder fliehen noch uns zur Wehr setzen – die Standardstrategien, die wir Menschen mit allen anderen Säugetieren teilen, wenn Gefahr droht, greifen nicht. In einer bedrohlichen Situation wird der Modus „Kampf oder Flucht" aktiviert: Um Sicherheit zurückzuerlangen, wird der Ort der Bedrohung fluchtartig verlassen oder Kräfte für einen Kampf mobilisiert.

Ist beides jedoch nicht möglich, d.h., es besteht größte Gefahr, aber es gibt keinen Fluchtweg und ein Kampf wäre zwecklos oder nicht möglich, dann handelt es sich um eine traumatische Situation. Wir haben keine Möglichkeit, angemessen zu reagieren. Man könnte auch sagen, wir sind in eine „traumatische Falle" geraten. Unser Organismus ist nun auf Schadensbegrenzung ausgerichtet:

Entweder wir erstarren, halten still und „frieren ein“, was angesichts eines übermächtigen Gegenübers lebensrettend sein kann, oder unser Organismus ermöglicht es uns, die schreckliche Erfahrung verändert zu erleben und abzuspeichern. Man nennt das „Fragmentieren“ (engl. „in Teile zerlegen“): Das Ereignis wird nicht wie andere als Ganzes erlebt und abgespeichert, sondern in kleine Bruchstücke aufgeteilt. Um es in ein einfaches Bild zu fassen: Weil wir den großen unverdaulichen Brocken einfach nicht schlucken und verdauen können, ist unser Organismus so weise, ihn in kleine Teile zu zerlegen.

Das ist auch der Grund dafür, dass es sich manchmal etwas „wirr“ anhören kann, wenn jemand von einem traumatischen Ereignis spricht. Das Gedächtnis hat eine Menge aufgesplitterter Einzelteile abgespeichert, nicht das furchtbare Ganze.

Was sind die Gründe für eine Traumatisierung? Im Infokasten sind die Ereignisse aufgeführt, die am häufigsten zu einer Traumatisierung führen.

INFOKASTEN

Häufigste Traumaursachen:

- Krieg
- Folter
- Flucht
- körperliche Gewalt
- sexuelle Gewalt
- Zeugenschaft von Gewalt
- seelische Gewalt
- Verlust naher Bezugspersonen (v.a. Bindungspersonen)
- schwere (lebensbedrohliche) Erkrankungen
- schwere Formen von Mobbing

1.1 Das Trauma in Körper und Seele

Bei einer traumatischen Situation werden sowohl unser Körper als auch unsere Seele in einen Alarmzustand versetzt. In einer solchen Situation von „Maximalstress“ laufen immer bestimmte Reaktionen des Organismus ab:

- Die **Stresszentren** im Gehirn werden aktiviert. Wir haben eine Art „Feuermelder“ im Gehirn, der sich Amygdala oder auch Mandelkern (wegen seiner mandelförmigen Struktur) nennt. Die Amygdala ist Teil des sogenannten Limbischen Systems. Das ist ein Verbund verschiedener Hirnstrukturen im Innern des Gehirns und spielt eine wichtige Rolle bei der Verarbeitung von Emotionen. Die Amygdala setzt ab einer bestimmten Schwelle eine Stressreaktion in Gang. Wenn du dich an eine Situation erinnerst, in der du dich einmal so richtig erschreckt hast, kannst du sicher sein, dass die Amygdala kurzfristig „gefeuert“ hat, das heißt, sie hat Botenstoffe aktiviert, die die Information „Gefahr“ zum Mark der Nebenniere weiterleiten.
- Dadurch schnellen deine **Stresshormone** kräftig in die Höhe. Es wird Adrenalin ausgeschüttet, das vor allem deinen Blutdruck ansteigen und deinen Puls schneller werden lässt. Aber auch ein Hormon namens Noradrenalin steigt an. Dieses sorgt zusätzlich für die Ausschüttung von Adrenalin. Ein weiteres Hormon wird angekurbelt, es nennt sich Cortisol und dient dazu, den Körper in einen „energiegeladenen“ Zustand zu versetzen, sodass er z. B. schnell und kraftvoll reagieren kann, falls sich doch noch eine Chance zu fliehen oder zu kämpfen bietet. So lässt sich auch erklären, dass Menschen in Situationen größter Gefahr Kraft aufbringen, zu der sie im „Normalzustand“ nicht in der Lage wären.
- Ein traumatisches Erlebnis überfordert jedoch die normale Stressverarbeitung. Wenn weder Flucht noch Kampf möglich sind, erstarrt der Körper, während die Stresshormone im Inneren noch voll aktiv sind. Ein Verharren in der traumatischen Situation führt zu einer veränderten Reaktion der Stresssysteme: Es wirkt wie eine Art „Puffer“ zwischen dem schrecklichen traumatischen Erleben und deinem persönlichen Empfinden. Betroffene beschreiben, dass sie das Geschehen „wie von außen betrachten“, einen „Tunnelblick“ haben oder auch „sich wie in einem Nebel“ fühlen. Eine Art Betäubung setzt ein. Auch unser **Gedächtnis** ist davon betroffen. In einer traumatischen Situation werden nur die weniger bedrohlichen Teile des Erlebens im sogenannten Hippocampus (Hippocampus = Seepferdchen, wegen der seepferdchenartigen Form dieses Gehirnteils) gespeichert. Die besonders bedrohlichen Details werden aber als „Gedächtnissplitter“ in der Amygdala abgelegt und haben eher den Charakter von „Blitzlichtern“, also kurzen einzelnen Momentaufnahmen, die manchmal zeitlich schwer einzuordnen sind. Ein traumatisches Ereignis kann also nicht als zusammenhängende Erinnerung ins biografische Langzeitgedächtnis eingespeichert werden. Es wird gleichzeitig in verschiedenen Hirnarealen gespeichert und ist dann unterschiedlich gut und schnell abrufbar.

Damit dieser komplexe Prozess besser verständlich wird, schildere ich es hier an einem Beispiel:

Eine 20-jährige junge Frau ist leidenschaftliche Motorradfahrerin. Es ist Herbst und äußerst nebelig. Ein Autofahrer übersieht sie und fährt ihr beim Abbiegen in die Seite. Das Motorrad überschlägt sich, sie selbst fliegt mehrere Meter durch die Luft und knallt auf den Asphalt des Seitenstreifens. Kurz darauf steht sie auf, läuft wie abwesend am Seitenstreifen entlang. Ein Sanitäter vom inzwischen eingetroffenen Rettungswagen läuft ihr hinterher, spricht sie an, bittet sie, sich hinzusetzen. Erst jetzt sieht sie eine große klaffende Wunde am Oberschenkel und der Sanitäter muss ihr erklären, dass sie gerade einen Unfall hatte. Allmählich „kommt sie zu sich" und erst im Rettungswagen beginnt sie, starke Schmerzen wahrzunehmen.

Anhand dieses Beispiels lassen sich die oben beschriebenen Vorgänge gut veranschaulichen: Als die Frau „wie abwesend" die Straße entlangläuft, wird die Wirkung des „Benebelungshormons" Noradrenalin erkennbar. Die erhöhte Ausschüttung der Stresshormone macht den Körper nicht nur kampf- und fluchtbereit, sondern führt auch zu einer Schmerzunempfindlichkeit, Gefühlsbetäubung sowie zu einem verschwommenen Bewusstsein. Die Frau erinnert sich direkt nach dem Unfall nicht daran, was passiert ist. Erst als sie später aus der OP-Narkose erwacht, kann sie den Unfall rekapitulieren. Ihrer Schilderung ist jedoch zu entnehmen, dass sie sich nur an Bruchstücke erinnert, das Erlebnis ist wie „zersplittert", wie in Puzzleteile zerlegt. Man kann es sich auch wie ein Bild in einem Spiegel vorstellen. Dann kommt ein Hammer und zerschlägt den Spiegel, er zerbricht in viele Einzelteile, die dann verstreut und ungeordnet herumliegen.

Alle diese beschriebenen Abläufe dienen dem einen Zweck: überleben und den Schaden möglichst zu minimieren. Das ist klug eingerichtet von der Natur, aber diese „Existenzsicherung" verläuft oft nicht ohne „Kollateralschäden", wie ich in Abschnitt 1.2 erläutern werde.

1.2 Wann macht ein Trauma krank?

Nicht jedes Trauma macht krank. Viele Traumatisierungen heilen folgenlos (oder zumindest fast folgenlos) aus. Dann bleibt nur eine „seelische Narbe" zurück. Die Person wird zwar auch erst einmal von der überwältigenden Erfahrung des Traumas „umgehauen" und es können anfangs massive Stresssymptome auftreten wie Verzweiflung, Traurigkeit, Wut, Ruhelosigkeit und Schlafstörungen. Diese Symptome nehmen aber rasch wieder ab und das Leben normalisiert sich. Betroffene sind noch gestresst oder traurig, wenn sie an das Trauma erinnert werden. Diesen Stress können sie jedoch gut regulieren und sich auch innerlich wieder bewusst von der belastenden Erinnerung abwenden.

Anders sieht es aus, wenn sich eine Traumafolgestörung entwickelt. In diesem Fall bleiben die Stresssymptome auch nach mehreren Wochen bestehen oder werden sogar schlimmer. Der normale Alltag wird von den Folgen des Traumas stark belastet und beeinträchtigt.

Diese Traumafolgestörungen nennt man Posttraumatische Belastungsstörung, kurz PTBS. Dabei treten immer wieder vier typische Symptome auf.

1. **Sich aufdrängende Erinnerungen („Intrusionen“)**
   Darunter versteht man auf das Trauma bezogene Erinnerungen, die sich von selbst stark ins Bewusstsein drängen. Man spricht auch von sogenannten Nachhallerinnerungen oder Flashbacks. Auch in Träumen können sich die Erinnerungen aufdrängen und stark belasten. Das Unangenehme daran ist, dass sich solche Phänomene tatsächlich ziemlich „echt“ anfühlen können und starken inneren Stress verursachen.

   Eine ältere Frau wird abends von einem jungen Mann angesprochen. Er verwickelt sie erst in ein Gespräch und versucht dann, ihr die Handtasche zu entreißen. Als sie versucht, sie festzuhalten, zückt der Mann ein Messer und hält es ihr vors Gesicht. Die Frau überlebt das Geschehen unverletzt, in den darauffolgenden Wochen sieht sie aber immer wieder die Szene vor sich: wie der Mann plötzlich das Messer zückt und es ganz nah vor ihr Gesicht hält.

   Eine Teenagerin muss mit ansehen, wir ihr Hund, der sich von der Leine losgerissen hatte, von einem Auto erfasst wird. Kurz darauf stirbt er. Das Mädchen sieht immer wieder die Szene vor sich, wie ihr Hund gegen das Auto prallt, aufjault und durch die Luft geschleudert wird.

2. **Gefühlsleere und depressive Verstimmungen (engl. numbing = „Dumpfheit“)**
   Es ist kein Wunder, dass schon alleine die unter 1. aufgeführten stark belastenden Erinnerungen dazu beitragen, dass die Stimmung leidet. Betroffene berichten von einem Gefühl von Leere, manche beschreiben es als ein Betäubtsein. Man verliert das Interesse an der Umgebung, an Menschen und Ereignissen. Die Lebensfreude fehlt, nichts macht mehr Spaß, nichts motiviert. Da vor allem nahe Angehörige das zu spüren bekommen und irritiert oder hilflos sind, kann es zu Spannungen in den Beziehungen kommen.

   „Sie hat sich total verändert“, sagen die Freundinnen der Studentin, die bei ihrem Job an der Supermarktkasse plötzlich mit einer Waffe bedroht und aufgefordert wurde, die Kasse zu öffnen. Sie selbst fühlt sich wie „abgeschnitten“ von ihren Gefühlen, kann seit dem Vorfall weder lachen noch richtig traurig sein.

Der junge Mann, der während eines Auslandsaufenthaltes Zeuge eines Mordes auf offener Straße wurde, zieht sich seit seiner Rückkehr massiv zurück. Er vermeidet Treffen mit Freunden und beendet sogar die Beziehung zu seiner Freundin, weil er „zurzeit nichts fühlen kann".

3. **Vermeidung**
Niemand möchte Schmerz erleiden. Wir haben alle die Neigung, Leid und Schmerz zu vermeiden, wo es nur geht. Je größer der Schmerz, desto stärker die Vermeidung. Da verwundert es nicht, dass bei Traumata, die „Maximalstress" bedeuten, Vermeidungsverhalten eine häufige Folge ist. Diese Vermeidung kann sich auf fast alles beziehen: Betroffene können *Orte* vermeiden, die räumliche Nähe zum Traumageschehen haben. Viele vermeiden es, etwas zu einem *Thema* zu hören oder zu lesen, das an das Trauma erinnern könnte. Auch *Tätigkeiten* oder *Situationen*, die an das Trauma erinnern, werden vermieden.

Es können ausgeklügelte „Vermeidungstaktiken" entstehen, welche die persönliche Freiheit und auch die Lebensqualität stark beeinflussen.

Ein Mann wird bei einem Auffahrunfall in einem Tunnel schwer verletzt. Seitdem vermeidet er konsequent jede Tunnelfahrt, selbst wenn das für ihn einen großen Umweg bedeutet. Manchmal ruft schon das Wissen darum, sich in der Nähe eines Tunnels zu befinden, Schweißausbrüche bei ihm hervor.

Als die Auszubildende sich als angehende Erzieherin in einer Unterrichtseinheit mit dem Thema sexueller Missbrauch beschäftigen muss, spürt sie, dass dieses Thema ihr emotional den Boden unter den Füßen wegreißt. Sie entscheidet kurzerhand, ihre Ausbildung abzubrechen. Hintergrund ist, dass sie als kleines Mädchen über ein Jahr lang von einem Freund ihrer Mutter sexuell missbraucht wurde.

4. **Übererregung (Hyperarousal, Hypervigilanz)**
Nach einem Trauma befindet sich der gesamte Organismus in „Aufruhr." Das kann sich dann in einer extremen Schreckhaftigkeit, in Nervosität und Anspannung äußern. Viele Betroffene beschreiben es auch als eine dauerhafte „innere Alarmbereitschaft" mit dem unangenehmen Gefühl, nicht zur Ruhe kommen zu können. Schlafstörungen sind eine häufige Folge.

Nachdem eine Frau nachts überfallen wurde und nur knapp einer Vergewaltigung entkam, fühlt sie sich unter „Dauerstress". Sie kann nicht mehr abschalten, vor allem bei einbrechender Dunkelheit wird sie immer unruhiger. Zum Einschlafen braucht sie mehrere Nachtlichter. Wenn sie nachts aufwacht, ist sie sofort hellwach, traut sich aber nicht, zur Toilette zu gehen. Tagsüber zuckt sie bei lauteren Geräuschen zusammen, auch wenn ihr eigener Hund bellt.

Ein kleines Mädchen ist wegen erlittener körperlicher Gewalt durch beide Eltern aus der Familie herausgenommen worden und lebt jetzt in einer Pflegefamilie. Es fällt auf, dass sie in Anwesenheit erwachsener Personen diese andauernd mit weit aufgerissenen ängstlich dreinblickenden Augen beobachtet. Verändert sich die Mimik einer Person in Richtung Missfallen oder gar Ärger, reagiert sie extrem ängstlich und verkriecht sich in eine Ecke des Zimmers.

Es gibt eine Vielzahl anderer Probleme, die sich nach einem Trauma einstellen können, wie etwa Angstzustände bis hin zu Panikattacken oder depressive Gefühle mit Suizidgedanken. Auch die Einnahme von Drogen oder der übermäßige Konsum von Alkohol kann zu einer problematischen Strategie werden, den Schmerz und die schlimmen Erinnerungen zu betäuben. Solche ungesunden Folgeerscheinungen können sich erst einige Zeit nach dem Trauma einstellen, sodass weder Betroffene selbst noch die Umgebung diese Anzeichen mit dem Trauma in Verbindung bringen.

Alle vier Symptome sind eine „normale" direkte Reaktion auf die „unnormale" Belastung des Traumas. *Wenn diese Symptome jedoch bestehen bleiben, auch nach mehreren Wochen oder Monaten keine abnehmende Tendenz zu erkennen ist, dann spricht man von einer „Traumafolgestörung."* Die Symptome können zudem eine zunehmende Tendenz haben und das Alltagsleben stark beeinträchtigen.

Besonders gravierend sind traumatische Ereignisse im Kindesalter, weil sie sich negativ auf die Gehirnentwicklung auswirken. Früher dachte man, die Entwicklung des kindlichen Gehirns ist nach dem Kleinkindalter beendet. Dank der modernen Hirnforschung weiß man aber inzwischen, dass das Gehirn lebenslang formbar bleibt. Das ist eigentlich eine gute Nachricht, denn es bedeutet, dass wir lebenslang lernfähig bleiben und uns auch verändern können. Die Kehrseite ist allerdings, dass belastende Ereignisse oder Traumata ebenfalls unser Gehirn „formen" können. Je gravierender ein Trauma ist und je häufiger es stattfindet, umso mehr „prägt" es uns. Doch zum Glück kann man auch etwas gegen diese „Prägung" tun und davon handelt dieses Buch.

Mutmacher

Alle Erscheinungen und Beschwerden, die du nach dem Trauma hast, sind keine Zeichen dafür, dass du nicht in Ordnung bist. Sie sind ganz normale Reaktionen auf eine unnormale (traumatische) Situation.

2. Wie funktioniert eine Traumatherapie?

Es hat sich gezeigt, dass es bei Traumafolgestörungen nicht reicht, „nur" über das Geschehene zu sprechen. Oft ist es Betroffenen auch gar nicht möglich, es in Worte zu fassen. Erinnerst du dich noch an den Vergleich mit den Puzzleteilen oder dem zerschlagenen Spiegel (Seite 16)? Das traumatische Erlebnis ist nicht als zusammenhängendes Ganzes abgespeichert, sondern in „Einzelteilen". Und genau das ist das Problem: Da unser „normales Gedächtnis" (Hippocampus) keine zersplitterten, sondern nur zusammenhängende Erinnerungen als „aus und vorbei" abspeichert, kann das Trauma nicht richtig einsortiert und „abgehakt" werden. Es bleibt wie in einer Art Zwischenlager präsent und fühlt sich so an, als ob es immer noch ganz „frisch und aktuell" wäre.

Bei einem Trauma, das von alleine ausheilt, hat das Gehirn den anfänglich „unverdaulichen Brocken" im Laufe der Zeit Stück für Stück verarbeitet. Schafft unser Gehirn das allerdings nicht, braucht es ein wenig „Nachhilfe" durch eine Traumatherapie.

Die Traumatherapie ermöglicht es, das Unverdauliche doch noch zu verdauen, damit es sich endlich wie „aus und vorbei" anfühlen kann. Es gibt Übungen, die du selbst machen kannst, ich stelle dir im Laufe dieses Buches eine Reihe davon vor. Wenn ich dir traumatherapeutische Techniken vorstelle, die nur im Rahmen einer Therapie anwendbar sind, weise ich dich zu deinem Schutz ausdrücklich darauf hin. So kannst du schon eine Menge allein tun, um die bessere Verarbeitung deines Traumas zu fördern, und bekommst zusätzlich Informationen über das, was möglicherweise in einer Therapie auf dich zukommt.

Warum ein Trauma nicht unverarbeitet bleiben soll, hängt mit deiner Lebensqualität zusammen. Führe dir noch einmal die Folgen eines unverarbeiteten Traumas vor Augen: ständige sich aufdrängende Erinnerung an das furchtbare Erlebnis, Gefühl der Leere und Bedrückung, Gleichgültigkeit, Nervosität und Anspannung. Halten solche Symptome länger an, überlagern sie deine Lebensfreude. Du kämpfst mit den Traumafolgen und verlierst deine eigentlichen (Lebens-)Ziele aus den Augen. Beziehungen erfahren eine enorme Belastung und es besteht die Gefahr, dass die Symptomatik chronisch wird.

Solltest du also das Gefühl haben, unter Traumafolgestörungen zu leiden, möchte ich dich ermutigen, dir Hilfe zu holen. Am Ende dieses Buches findest du eine Liste mit weiterführenden Ressourcen. Dort habe ich dir auch ein paar Anlaufstellen aufgeführt, die dich unterstützen können.

2.1 Ein erster Überblick über den Verlauf einer Traumatherapie

Die Traumatherapie-Techniken sind kein Hokuspokus, sondern wirken ganz gezielt im Gehirn, um ihm bei der „Verdauung“ des Traumas zu helfen. Da – wie schon erwähnt – das alleinige „Darüber-Reden“ nicht immer hilft, gehen die traumatherapeutischen Techniken darüber hinaus. Bevor ich zu diesen speziellen Techniken ausführlicher komme, möchte ich erst einmal beschreiben, wie eine Traumatherapie aufgebaut ist. Wenn du vor der Entscheidung stehst, ob du eine Therapie machen möchtest bzw. brauchst, oder wenn deine Therapie bald beginnt, dann kann dir diese Übersicht mehr Sicherheit und Klarheit vermitteln (vgl. auch Abbildung 2.1).

Eine Traumatherapie besteht aus drei Abschnitten bzw. Phasen:

1. **Phase: Stabilisierung**
   Bevor sich Betroffene eingehender mit dem traumatischen Geschehen beschäftigen können, ist es wichtig, wieder eine ausreichende psychische Stabilität zu erreichen. Wer wegen schon länger bestehender Traumafolgestörungen eine Therapie beginnt, hat oft auch im Alltag mit diversen Problemen zu kämpfen. Extreme Nervosität und Schlafstörungen, reizbares und impulsives Verhalten gegenüber Mitmenschen, mangelndes Interesse an Aktivitäten und / oder ein Sichzurückziehen sind nicht selten. Bei manchen Betroffenen ist die Stimmung so schlecht, dass sich ein Gefühl der Sinnlosigkeit einstellt und der Blick in die Zukunft eher trüb ausfällt. Das alles gefährdet die innere Stabilität und den Halt im Leben.

   Eine direkte Beschäftigung mit dem Trauma ist belastend und setzt eine gewisse Stabilität voraus. Deswegen ist die Reihenfolge sinnvoll: Erst wieder stabiler werden, dann kann das Aufarbeiten des Traumas erfolgen. Dieser „sinnvolle Umweg“ irritiert oder überrascht manche Klientinnen in der Therapie, weil sie die Erwartung haben, dass es von Anfang an um das Trauma gehen wird.

   Man kann das Vorgehen in einer Traumatherapie mit einer anstehenden Operation vergleichen: Stell dir vor, jemand hat sich nach einem Unfall eine Verletzung zugezogen. Vielleicht befindet sich noch ein Fremdkörper in der Wunde und diese eitert heftig und schmerzt. Das Ganze hat die Betroffene inzwischen so in Mitleidenschaft gezogen, dass sie unter Schlafstörungen und Appetitlosigkeit leidet und wegen der Schmerzen kaum noch aus dem Haus geht. Bei einer ärztlichen Untersuchung wird festgestellt, dass extrem hohe Entzündungswerte vorliegen, die Blutwerte sind völlig aus dem Lot. Es ist klar, dass eine Operation ansteht, um den Fremdkörper zu entfernen, aber natürlich wird der Arzt entscheiden, erst einmal den gesamten Organismus so zu stärken (mit Infusionen, Antibiotika o. Ä.), dass eine Operation gut verkraftet werden kann und das Immunsystem gut funktioniert.

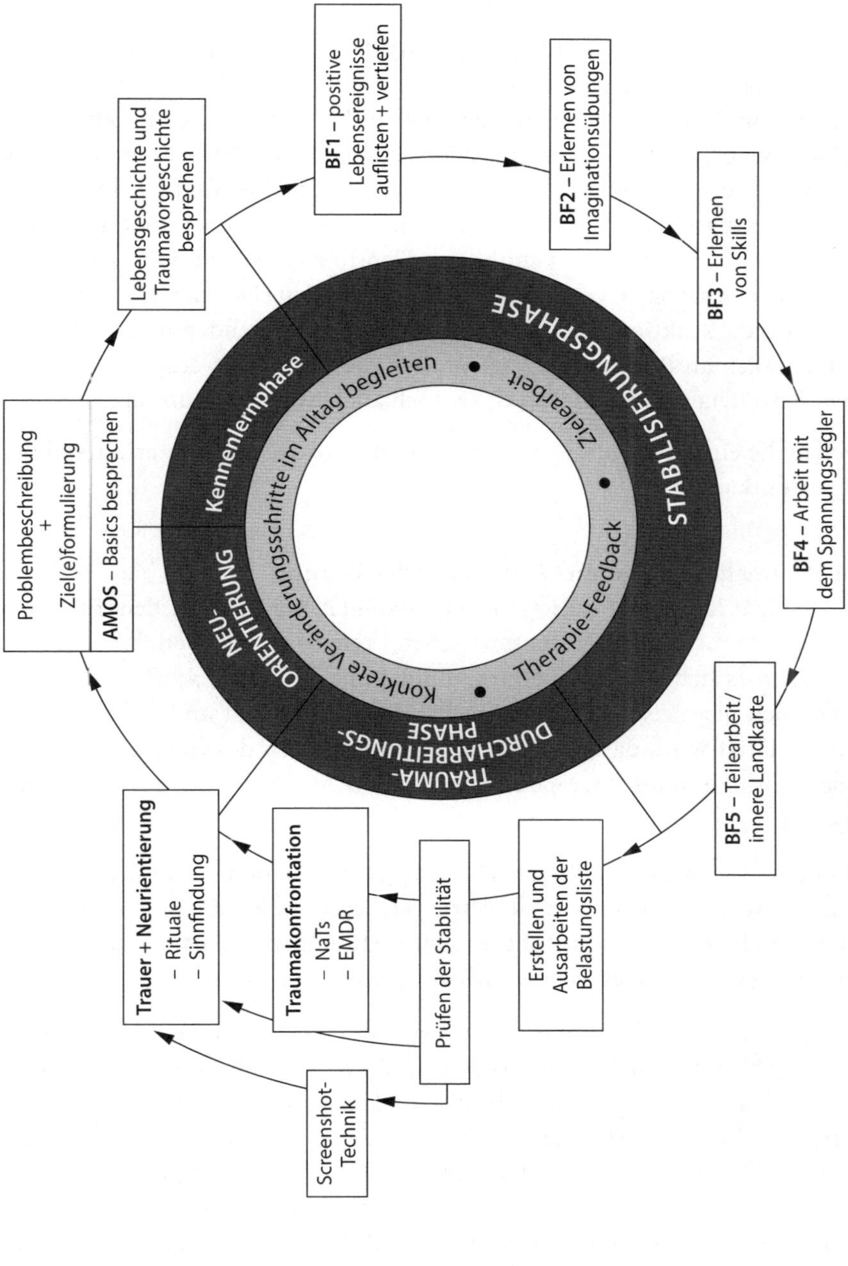

Abbildung 2.1: Der Traumatherapiezirkel (BF = Big Five)

In ähnlicher Weise braucht eine traumatisierte Person auch erst einmal „Soforthilfe". Es sind meistens die durch die Traumatisierung ausgelösten Alltagsprobleme, die die Betroffenen zur Therapeutin führen.

In der Stabilisierungsphase werden Übungen erlernt, die genau diese „Soforthilfe" leisten sollen. Die Übungen bieten Unterstützung bei der Lösung von Alltagsproblemen von Traumabetroffenen. Wir haben die typischen Symptome schon betrachtet (Seite 17 ff.): sich aufdrängende schmerzhafte Traumaerinnerungen, Gefühle von Leere und Bedrückung, Vermeidungsverhalten und Übererregung. Die Stabilisierungsübungen können helfen, diese Symptome zu lindern. Da die PTBS-Symptome oft mit dem Gefühl von Kontrollverlust und Ohnmacht einhergehen, dienen sie dazu, wieder mehr Einfluss auf den eigenen Gefühlszustand und die eigenen Reaktionen zu gewinnen. Therapeuten wenden in dieser Phase keine Techniken an Patientinnen an, sondern die Übungen werden gemeinsam mit dem Betroffenen eingeübt, sodass sie auch alleine zu Hause umsetzbar sind.

Wie genau die einzelnen Übungen aussehen und wozu sie dienen, erfährst du in Teil II dieses Buches.

2. **Phase: Traumakonfrontation / Traumadurcharbeitung**
   Wenn alles gut läuft, hast du jetzt genug Stabilität, um dich in den Therapiestunden mit dem eigentlichen traumatischen Ereignis zu befassen. Warum das? Warum kann es sich lohnen, sich noch einmal mit dem Schrecklichen zu befassen? Weil sich die meisten Traumaforscher darin einig sind und es auch durch Studien bestätigt wird, dass ein Erinnern und Schildern des traumatischen Erlebnisses (mithilfe traumatherapeutischer Techniken) dabei hilft, das Trauma zu verarbeiten.

   Man könnte es auch so formulieren: Die Traumakonfrontation hilft dem Gehirn, das traumatische Ereignis „normal" abzuspeichern, es als „aus und vorbei" anzusehen. Geschieht dies nicht, fühlt es sich weiterhin so an, als ob das Trauma immer noch geschieht oder jederzeit wieder geschehen könnte.

   Um dem Gehirn diese „Nachhilfe" beim Verarbeiten des Traumas zu geben, sind einige Dinge zu beachten: Es ist notwendig, das Trauma noch einmal an die Oberfläche zu holen und den genauen Ablauf zu rekonstruieren, allerdings in einem gut vorbereiteten und geschützten Rahmen. Dazu gehört, dass deine Therapeutin an deiner Seite ist und dir hilft, all das auszuhalten, was im Zusammenhang mit den Erinnerungen an die Oberfläche kommt. Es gehört auch dazu, dass du eine Beobachterperspektive einnimmst und beim Schildern des traumatischen Ereignisses etwas Distanz zum Geschehen behältst. Dadurch soll vermieden werden, dass du noch einmal in das Trauma „hineinfällst“ und dich völlig hilflos und ohnmächtig fühlst. Gerade diese Distanz und die therapeutische Begleitung haben einen heilenden Effekt.

Das klingt jetzt vielleicht kompliziert für dich und tatsächlich sind die psychologischen und neurobiologischen Vorgänge komplex. Aber das Entscheidende ist, dass du ein gutes Vertrauensverhältnis zu deinem Therapeuten aufbauen konntest, du ausreichend stabil bist und eine der fundierten und wirksamen Traumatherapietechniken angewandt wird. Scheue dich nicht, in der Therapie Fragen zu dem geplanten Vorgehen zu stellen oder Ängste zur Sprache zu bringen!

Eine nähere Beschreibung, wie die Traumakonfrontation nach der RebiT-Methode abläuft, findest du in Kapitel 5 ab Seite 101.

3. **Phase: Trauer und Neuorientierung**
   Wenn du die Phase der Traumakonfrontation durchlaufen hast, liegt schon ein entscheidendes Stück Traumaverarbeitung hinter dir. Du wirst allmählich spüren, dass sich das innere Chaos lichtet, du kannst deinen Alltag immer besser bewältigen und wirst immer seltener von Symptomen der PTBS blockiert. Meistens geschieht diese Erleichterung nicht plötzlich, sondern allmählich.

   In dieser Phase berichten Traumabetroffene häufig davon, dass sie Trauer empfinden. Trauer über das, was nun abgeschlossen wurde. Trauer über das, was nicht rückgängig gemacht werden kann und was unwiederbringlich ist (z. B. eine unbeschwerte Kindheit). Das ist eine normale Reaktion auf ein Trauma, das immer auch einen Verlust bedeutet. In dieser Phase kann dich die Therapeutin darin unterstützen, diese Trauer zuzulassen, sie zu verstehen und zu akzeptieren. Du bekommst in deiner Therapie auch Impulse und zugleich Begleitung, um deine Trauer auszudrücken, z. B. durch das Schreiben eines Briefes oder durch ein bestimmtes Ritual. (Konkrete Ideen dazu erhältst du in Abschnitt 7.2).

   Ist die Trauerphase abgeschlossen, besteht das Ziel darin, die Fixierung auf das Trauma aufzulösen, damit du wieder freier wirst und nach vorne blicken kannst. Deswegen macht es in dieser Phase Sinn, eigene Wünsche und Bedürfnisse zu klären und sich zu fragen: Wie geht es weiter? Was ist jetzt nach der Verarbeitung des Traumas wieder möglich?

Am Ende der Therapie wirst du spüren, dass die Erinnerung an das Trauma zwar noch gelegentlich belastend ist, du aber insgesamt besser mit diesem Teil deines Lebens umgehen kannst. Deine traumatische Erfahrung ist nicht mehr lebensbestimmend, sondern ein abgeschlossener Teil deiner Vergangenheit.

2.2 Psycho-GPS: Brauche ich Hilfe oder schaffe ich es alleine?

Diese Frage kann man direkt nach einem Trauma noch nicht sicher beantworten. In den ersten Wochen kann man nur eines tun: für eine möglichst stressarme und unterstützende Umgebung sorgen.

Und natürlich ist das Allerwichtigste, sich in Sicherheit zu bringen. Das bedeutet zum Beispiel bei von anderen Menschen verursachten Traumata diese Menschen zu meiden. Das klingt einfach, kann aber herausfordernd sein, zum Beispiel, wenn es in der Partnerschaft zu einem gewalttätigen Übergriff kam und man jetzt einen klaren Schnitt machen muss.

Bei Traumata – zumindest in der akuten Phase – ist es nicht hilfreich, zu häufig und mit zu vielen unterschiedlichen Menschen über das Trauma zu sprechen. Am besten ist es, sich einigen wenigen Menschen mitzuteilen, die wirklich unterstützend und vertrauenswürdig sind.

Hast du ein Trauma erlebt, kannst du nach den ersten Wochen beobachten, ob die typischen Symptome (s. o.) abnehmen, zunehmen oder gleich bleiben. Nehmen sie ab, kannst du weiter abwarten, anscheinend ist der innere Heilungsprozess wirksam.

Bleiben die Symptome jedoch unvermindert stark oder nehmen sogar zu, solltest du nicht zu lange damit warten, dir therapeutische Unterstützung zu holen. Manchmal muss das gar nicht eine komplette Therapie sein, es helfen unter Umständen auch schon ein paar unterstützende, beratende Gespräche. Manchmal ist aber der Selbstheilungsprozess blockiert oder zumindest ins Stocken geraten. Dann kann eine Traumatherapie weiterhelfen, weil sie sehr gezielt wirkt. Entscheidend ist auch die Frage, wie stark du unter den Folgen des Traumas leidest. Wenn du dich in deiner allgemeinen Lebensqualität, Lebensfreude oder der Beziehung zu anderen Menschen stark beeinträchtigt fühlst, wirst du eher Hilfe suchen.

Mutmacher

Du musst dein Trauma nicht alleine bewältigen, wir alle brauchen gelegentlich Unterstützung durch andere. Hole dir Hilfe bei Menschen, denen du vertraust, und falls nötig auch professionelle Hilfe.

2.3 Therapeutenkompass – Wo finde ich passende Hilfe?

Es ist allgemein bekannt, dass die Suche nach einem Psychotherapeuten nicht einfach ist. Lange Wartelisten und Wartezeiten haben fast alle Psychotherapeuten und natürlich ist nicht jede Therapeutin auf Traumatisierungen spezialisiert. Liegt eine Traumafolgestörung vor, ist es wichtig, dass der Therapeut in der Behandlung von Traumata kompetent ist. Deshalb rate ich dazu, gleich am Telefon das Trauma zu erwähnen, auch wenn es schwerfällt, mit einer fremden Person darüber zu sprechen. Es ist gar nicht nötig, in Details zu gehen, aber wichtig, es zu erwähnen. Und ich rate sogar dazu, explizit danach zu fragen, ob Therapeutinnen eine traumaspezifische Aus- bzw. Weiterbildung durchlaufen haben und die von ihnen angewandten Methoden benennen können. Du musst nicht erst Spezialkenntnisse erwerben oder dir einzelne Methoden einprägen. Lass Dir –entweder beim Erstkontakt am Telefon oder bei der ersten Probesitzung – erklären, wie eine Behandlung abläuft, damit du dir das ganz konkret vorstellen kannst.

Achte darauf, dass folgende Voraussetzungen erfüllt sind:

- Der Therapeut nimmt deine Fragen ernst und ist bereit, dir die von ihm angewandte Methode in verständlichen Worten zu erklären.
- Die Methode sieht nicht vor, dass sofort mit der direkten Traumabearbeitung begonnen wird, sondern beinhaltet eine Phase des Beziehungsaufbaus, in der sich der Therapeut einen Überblick über deine Biografie verschafft und sich Zeit für eine Diagnosestellung nimmt.
- Deine aktuellen Alltagsprobleme finden Berücksichtigung und du erhältst Hilfe zur Lösung.
- Du erlernst vor der Traumakonfrontation „Techniken“, um mit belastenden Erinnerungen und inneren Spannungszuständen besser klarzukommen.
- Du hast das Gefühl, zu der Therapeutin Vertrauen fassen zu können. Das Vertrauen kann zu Beginn natürlich nur ansatzweise vorhanden sein, aber du kannst dir vorstellen, Vertrauen zu dieser Person aufzubauen.
- Der Therapeut sollte freundlich und zugewandt sein und sich für deine Ziele, aber auch für deine Stärken interessieren.

Es gibt viele empathische und engagierte Therapeuten und Therapeutinnen. Aber natürlich spielen Kompetenz und nicht zuletzt die Chemie zwischen Klienten und Behandelndem eine entscheidende Rolle. Unter diesem Gesichtspunkt haben jeder Therapeut und jede Therapeutin auch „Schwächen“. Vielleicht merkst du beispielsweise, dass deine Therapeutin einer anderen Generation angehört als du und manche deiner Probleme nicht adäquat nachvollziehen kann. Dann ist entscheidend, ob sie sich zumindest bemüht, dich zu verstehen, und ihr eine gute Basis für die gemeinsame Arbeit findet.

Vielleicht stört dich bei einem Therapeuten die Art, wie er sich ausdrückt, oder du wünschst dir eine Therapeutin, die herzlicher ist oder aber mehr Distanz vermittelt.

Es ist nicht einfach zu entscheiden, ob du langfristig mit einem bestimmten Persönlichkeitstypus oder speziellen Eigenarten des Therapeuten zurechtkommst oder ob sich deine Vorbehalte auf etwas gründen, was gegen eine Therapie bei diesem Therapeuten spricht.

Zur Orientierung möchte ich dir ein paar „No-Gos" an die Hand geben, die ganz sicher gegen einen Therapeuten sprechen:

No-Gos:

- Der Therapeut ist unverbindlich und unzuverlässig: Er hält beispielsweise wiederholt Termine nicht ein, lässt dich im Unklaren darüber, ob und wann du einen weiteren Termin bekommst.
- Die Therapeutin lässt Störungen und Unterbrechungen der Therapiestunde zu (geht zwischendurch ans Telefon o. Ä. – Notfälle sind natürlich ausgenommen!).
- Der Therapeut wahrt keine professionelle Distanz: Er erzählt von seinem Privatleben und seinen persönlichen Problemen.
- Die Therapeutin scheint keinen klaren Plan zu haben, vergisst häufig, wo ihr im Therapieprozess steht.
- Der Therapeut macht in Bezug auf das Trauma Vorwürfe („Sie haben es doch so gewollt").
- Schlimmstes „No-Go": Der Therapeut wird übergriffig, nimmt Körperkontakt auf oder fordert zu Berührungen auf, schlägt Treffen außerhalb der Therapiestunden vor.
  Ausnahme: Ein Handschlag zur Begrüßung ist natürlich in Ordnung (sofern die Corona-Bestimmungen dies zulassen) und es gibt auch bestimmte indizierte Berührungen im Rahmen psychotherapeutischer Techniken zum Beispiel zur „Reorientierung" bei dissoziativen Zuständen (siehe Seite 75 ff.). Ein professionell arbeitender Traumatherapeut wird das Vorgehen aber immer vorher erklären und nach der Einwilligung des Klienten fragen wie zum Beispiel „Darf ich Sie einmal kurz am Arm berühren, um Ihnen zu helfen, wieder ganz im Hier und Jetzt zu sein?".
  Zudem gibt es die sogenannte Körpertherapie. Hier können Berührungen als Mittel der nonverbalen Kommunikation genutzt werden. Zum Beispiel in Form von Massage können sie dann den Klienten beruhigen, Ausdruck von Fürsorge sein und das Vorankommen in der Therapie fördern. Im Gegensatz zur Körpertherapie werden Gesprächspsychotherapien aber grundsätzlich ohne Berührungen durchgeführt.

Hab bitte den Mut, Störendes in der Therapie anzusprechen. An der Reaktion des Therapeuten merkst du, ob er dich ernst nimmt und darauf eingeht.

Und noch ein wichtiger Tipp: Vergiss nicht, dass auch ein Therapeut frei entscheiden darf, wem er einen Therapieplatz anbietet. Auch er bemüht sich um eine möglichst gute „Passung". Untersuchungen haben gezeigt, dass der Erfolg einer Therapie von dieser „Passung" erheblich beeinflusst wird. Auf einer Wellenlänge zu sein macht das gemeinsame Arbeiten leichter.

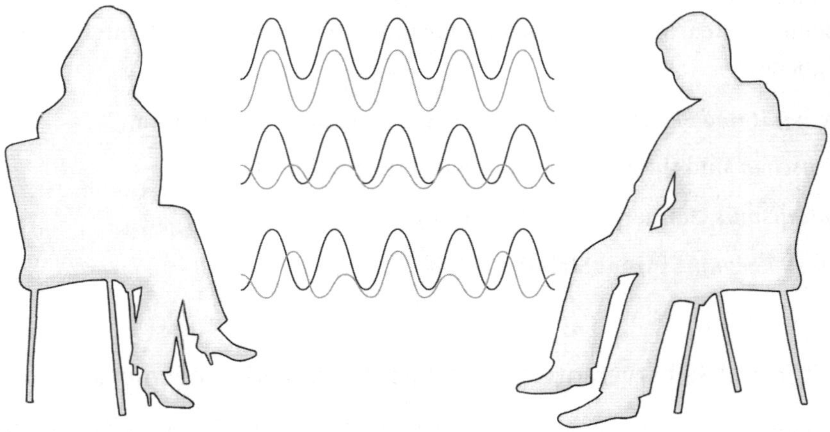

INFOKASTEN

Neurowissenschaftler (Bilek, 2020) haben die „gemeinsame Wellenlänge", die der Volksmund schon sehr lange kennt, nun auch nachgewiesen. Es gibt Menschen, deren Gehirne bei einer Begegnung ähnliche Aktivitätsmuster produzieren. Voilà, da sind sie, die „Wellenlängen"!

Es kann also gute Gründe dafür geben, dass entweder du dich selbst oder die Therapeutin sich nach einem oder mehreren Vorgesprächen doch gegen eine gemeinsame Arbeit entscheidet. Das ist nicht als „Misserfolg" zu verbuchen, sondern als etwas ganz Normales. Verliere nicht den Mut, suche kontinuierlich weiter, dann wird es früher oder später passen.

2.4 Deine vier Schlüssel zu einer erfolgreichen (Trauma-)Therapie

Im Laufe meiner Arbeit beschäftigte mich wiederholt die Frage, was uns Menschen seelisch gesund hält bzw. welche Faktoren den größten Einfluss auf unsere seelische Gesundheit haben: Was stärkt uns und was schadet uns? Ich habe dann die Faktoren, die während meiner praktischen Tätigkeit immer wieder offenkundig waren, als „Schlagworte“ zusammengefasst und daraus das sogenannte AMOS-Prinzip entwickelt.

Die Abkürzung AMOS steht für die wichtigsten Prinzipien, die uns bei seelischen Problemen helfen. Sie beschreiben die Grundhaltung, die unsere Weiterentwicklung ermöglichen:

***A**ktivität und Selbstverantwortung* sind der Veränderungsmotor.

***M**enschen* sind für Menschen das wichtigste Heilmittel.

***O**ptimismus* trainieren hebt die Stimmung.

***S**elbstakzeptanz* bringt Stabilität.

Aktivität und Selbstverantwortung sind der Veränderungsmotor

Menschen, denen etwas Schlimmes angetan wurde oder die von einer Naturkatastrophe, einem Unfall oder einer schweren Krankheit betroffen sind, erleben sich verständlicherweise als Opfer. Sie sind wehrlos gegen die Umstände. Eine Folge davon kann sein, dass Passivität und Opferhaltung auch das Leben nach dem Trauma dominieren. Doch ohne Aktivität ist keine Veränderung möglich. Manchmal wundern wir uns, dass sich trotz glasklarer Erkenntnisse über unsere Probleme und deren Ursachen nichts bewegt. Doch die reine Analyse eines Problems hilft allein nicht weiter. Wir müssen den ersten konkreten Schritt tun (und dann den zweiten usw.). In diesem Kontext geht es mir also um eine Grundhaltung von „Opfer sein“, die über eine reale Opfererfahrung hinausgeht. Manchmal kann es sehr schwer sein, nach einer Erfahrung, in der man definitiv das Opfer war, wieder in eine Haltung der Selbstverantwortung hineinzufinden. Hier gilt es anzuerkennen, dass die erfahrenen Verletzungen der Vergangenheit angehören und nicht unsere Gegenwart bestimmen müssen: Wir haben die Möglichkeit loszulassen, was uns emotional schwächt.

Menschen sind für Menschen das beste Heilmittel

Wir sind soziale Wesen. Gute Beziehungen, regelmäßige, belebende soziale Kontakte halten uns gesund, während Einsamkeit krank machen kann. Die Corona-Krise ist das beste Beispiel dafür: Die lange erzwungene Isolation hat die Anzahl der Menschen mit psychischen Störungen in die Höhe getrieben. Daher frage dich:

Wo stehst du? Wie viele Freundschaften und Bekanntschaften hast du und wie oft finden die Kontakte statt? Wie ist die Qualität der Beziehungen? Was tust du für die Qualität der Beziehungen? Manchmal ist es wichtig, sich erstmals überhaupt ein soziales Netz aufzubauen.

Optimismus trainieren hebt die Stimmung

Ebenso wie wir unsere sozialen Fähigkeiten trainieren können, können wir auch unseren Optimismus trainieren. Das klingt allerdings zugegebenermaßen einfacher, als es ist. Pessimistische Denkstrukturen und eine negative Grundstimmung können sowohl seit frühester Kindheit an „mitgewachsen" sein als auch aus einzelnen oder mehreren traumatischen Erfahrungen resultieren. Dann wurzeln sie tief im Inneren des Menschen. Eine Traumatherapie kann dann bei der Verarbeitung helfen. Aber unabhängig davon, wie es zu einer pessimistischen Grundhaltung gekommen ist: Wir können immer etwas dafür tun, unsere Stimmung ein bisschen zu verbessern.

Selbstakzeptanz bringt Stabilität

Hast du einmal darauf geachtet, wie du mit dir selbst redest? Ich meine damit nicht, dass du laut Selbstgespräche führen sollst. Aber in Gedanken plappern wir Menschen ständig vor uns hin: Wir bewerten uns und andere. Und oftmals sind wir anderen gegenüber nachsichtiger als gegenüber uns selbst. Wir akzeptieren uns nicht so, wie wir sind, mit all unseren Stärken und Schwächen. Immer meinen wir, dass wir noch mehr leisten müssten. Auch eine traumatische Erfahrung kann die Selbstakzeptanz erheblich schmälern, vor allem wenn sie Folge von demütigenden Begebenheiten mit anderen Menschen ist. Dann erscheint die Selbstablehnung regelrecht „zementiert" zu sein. Wir sind nicht mehr offen für neue und bessere Erfahrungen. Es ist dringend notwendig, etwas dafür tun, dass unsere Selbstakzeptanz wächst. Wir können zum Beispiel ein Bewusstsein dafür entwickeln, wie wir *mit* uns und *über* uns reden. Und wir können uns zur Wehr setzen, wenn andere uns abwerten. Wir können liebevoll und fürsorglich mit uns umgehen und alle unsere Seiten wertschätzen und mit ihren jeweiligen Potenzialen sehen.

In meinem Buch *Workout für die Seele* (2020) habe ich diese vier Bausteine für seelische Gesundheit bzw. Gesundung, die die Essenz meiner Psychotherapieerfahrung sind, mit den Ergebnissen zu Studien zum Thema Resilienz (vgl. Infokasten „Resilienz“) verglichen. Das Ergebnis war, dass sich die vier Bausteine – wenn auch unter etwas anderen Begriffen – bei den allgemein nachgewiesenen Resilienzfaktoren wiederfinden. Das verwundert nicht: Was uns seelisch gesund erhält (resilient macht), ist dasselbe, das uns bei Auftreten von Symptomen wieder gesunden lässt. Was in Therapien wirkt, wirkt auch außerhalb. Es sind immer wieder dieselben Themen, die wichtig für unsere seelische Gesundheit, für unsere Balance sind.

INFOKASTEN

Resilienz

Als Resilienz bezeichnet man unsere seelische Widerstandsfähigkeit. Man kann einen resilienten Menschen mit einem Material vergleichen, welches biegsam ist und gleichzeitig widerstandsfähig. Es verformt sich zwar unter großem Druck, bricht aber nicht. Wenn die Belastung bzw. der Druck vorbei ist, nimmt das Material wieder seine ursprüngliche Form an. Auf uns Menschen bezogen: Wir reagieren natürlich auf widrige Umstände, aber wir können uns davon wieder erholen und bleiben trotz allem seelisch gesund.

Ich möchte dich dazu ermutigen, deine Probleme aktiv anzugehen und für den weiteren Verlauf deines Lebens Verantwortung zu übernehmen. Indem du dir zum Beispiel professionelle Hilfe suchst und konkret überlegst, wie du Impulse aus diesem Buch auf dein Leben überträgst, bist du schon auf dem richtigen Weg.

Nimm dir dabei bewusst Zeit, ein tragfähiges soziales Netz zu knüpfen und zu pflegen. Damit tust du auch schon automatisch etwas für eine positive Grundstimmung. Was stimmt dich noch glücklich?

Zuletzt erfordert Heilung auch die Bereitschaft, dich selbst zu akzeptieren, zu schätzen und liebevoll mit dir umzugehen. Deine Therapeutin kann dich dabei unterstützen, sie kann dir Hilfestellung geben und dich begleiten, aber *der Schlüssel zur Veränderung bist du selbst.*

Teil II

Stabilisierung – die erste Phase einer Traumatherapie

3. Das Ruder des Lebens wieder selbst in die Hand nehmen

3.1 Vom Sinn der Stabilisierungsphase

Rufen wir uns noch einmal ins Gedächtnis, was es für Körper und Seele bedeutet, eine traumatische Erfahrung zu machen: Während eines Traumas erlebst du maximalen inneren Stress. Dein ganzer Organismus ist auf Kampf oder Flucht ausgerichtet, doch keines von beiden ist möglich. Du fühlst dich ohnmächtig und hilflos in einem bisher noch nicht erlebten Ausmaß. Vielleicht denkst du sogar: „Jetzt ist es aus mit mir." Aber du überlebst. Irgendwann bist du zwar wieder „außer Gefahr" und der Alltag gibt dir ein Stück Normalität zurück. Aber du hast das Gefühl, dass dein Leben nicht mehr so ist wie vorher. Die Bilder der schlimmen Situation verfolgen dich, rauben dir tags die Ruhe und nachts den Schlaf. Alles Mögliche erinnert dich an das, was passiert ist, obwohl du versuchst, jegliche Erinnerungen zu vermeiden. Du bist vielleicht so nervös und reizbar, dass Mitmenschen bei allem Verständnis allmählich ungeduldig werden. Du bemühst dich, irgendwie zu funktionieren, aber das kostet sehr viel Kraft und gelingt nur leidlich. Das alles drückt enorm auf deine Stimmung. Du kannst mit deinen Zukunftsplänen, die du vor dem Ereignis noch klar vor Augen hattest, nicht mehr viel anfangen. Die Sicht auf das, was vor dir liegt, ist getrübt.

Bei dieser Beschreibung wird klar, dass das Wichtigste ist, dass du erst einmal wieder mehr Kontrolle über dein Leben und deinen Alltag bekommst. Es würde dich überfordern und eher schaden, dich gleich zu Beginn einer Therapie intensiv mit den Details des Traumas zu beschäftigen. Stattdessen brauchst du Hilfe, um wieder mehr Stabilität zu spüren. Du brauchst Hilfe, um die ständig sich aufdrängenden belastenden Bilder unter Kontrolle zu bringen. Du brauchst auf jeden Fall auch wieder positive Gedanken, positive innere Bilder und positive Erlebnisse.

Genau dazu dient die Stabilisierungsphase. Sie soll dir Stabilität und Kontrolle wiedergeben. Es geht darum, dich wieder stark zu fühlen und das Ruder deines Lebens wieder selbst in die Hand zu nehmen. Um das zu erreichen, lernst du in der Stabilisierungsphase ganz konkrete „Werkzeuge" kennen. Es sind kleine Übungen, die du zuerst mit deiner Therapeutin einübst. Einige davon kannst du dann auch alleine außerhalb der Therapie anwenden.

So wie man bei einer körperlichen Erkrankung den Patienten erst einmal allgemein stabilisieren muss, z.B. als Vorbereitung auf eine anstehende Operation, so gilt auch für die Traumatherapie, dass zuerst eine allgemeine Stärkung wichtig ist. Erst wenn du wieder so viel Energie zurückgewonnen und Selbstvertrauen aufgebaut hast, dass du deinen Alltag einigermaßen bewältigst, kann der nächste Schritt erfolgen. Dann kannst du dich mit therapeutischer Hilfe gezielt dem Trauma annähern, um es besser zu verarbeiten.

Nachdem du nun nachvollzogen hast, wozu die Stabilisierungsphase dient und warum sie gerade zu Beginn so wichtig für dich ist, stellst du dir bestimmt die Frage, was sich denn nun ganz konkret dahinter verbirgt. Es gibt unterschiedliche Traumatherapieansätze, aber die Elemente der Stabilisierungsphase ähneln sich oft. Ich möchte hier als Beispiel die von mir entwickelte Methode RebiT (Resilienz- und bindungsorientierte Traumatherapie) vorstellen. Bei dieser Methode gibt es fünf „Bausteine" der Stabilisierungsphase, die ich die „Big Five" nenne. Sie werden in Kapitel 4 ausführlich vorgestellt. Zuvor möchte ich in den folgenden Abschnitten noch einige Vorüberlegungen anstellen.

3.2 Werde dir deiner Ziele bewusst!

Am Anfang jeder Handlung steht immer ein Ziel, *dein* Ziel. Auch die Qualität von Therapien (nicht nur von Traumatherapien) wird zu einem großen Teil davon bestimmt, wie sorgfältig zu Beginn das Therapieziel erarbeitet wird. Dabei bist du der Schlüssel. Du entscheidest, wo du hinmöchtest. Nun könntest du entgegnen, dass es doch klar sei, wohin du möchtest: Dein Ziel ist es, das Trauma zu überwinden! Das stimmt einerseits, aber wichtig ist hier das „Ziel dahinter":

Was soll passieren, wenn du dein Ziel erreicht hast?

Was soll wieder möglich sein?

Was möchtest du erreichen, wenn du dein Trauma besser verarbeitet hast?

Warum ist das so wichtig?

Du brauchst etwas, das dich dazu motiviert, „am Ball zu bleiben" und nicht aufzugeben – *dich* nicht aufzugeben –, auch wenn vielleicht schwierige Phasen kommen. Sonst besteht die Gefahr, dass du dich zwischendurch fragst: „Wozu das Ganze?" Eine Antwort auf diese Frage solltest du dir aber schon jetzt geben können. Mit einem Ziel vor Augen hast du mehr Orientierung, mehr Halt und mehr Motivation.

Ich unterscheide grundsätzlich zwischen *weichen* und *harten* Zielen. Unter weichen Zielen verstehe ich solche, die sich auf Gefühle beziehen und daher schwerer zu greifen sind (z. B. „selbstbewusster werden“ oder „wieder mehr Freude spüren“). Harte Ziele sind gut überprüfbar und können objektiviert werden (z. B. „einmal wöchentlich mit Freunden treffen“ oder „eine Tagesstruktur einhalten“).

Wenn wir über Ziele nachdenken, fallen uns oft eher die weichen, weniger greifbaren ein. Damit es besser plan- und umsetzbar wird, können wir uns dann die Frage stellen (am Beispiel „selbstbewusster werden“): „Was genau bedeutet es für mich, selbstbewusster zu sein? Was müsste ich verändern, welche konkreten Schritte müsste ich gehen, um in diesem Sinne selbstbewusster zu werden?“ Dann könnte zum Beispiel ein hartes Teilziel darin bestehen, „meine Ausbildung abzuschließen“ oder „mich beim Sport anzumelden“. Je mehr wir es schaffen, unsere Ziele in kleine Schritte zu gliedern, umso höher ist die Wahrscheinlichkeit, dass wir uns in ihre Richtung bewegen. Du kannst auch noch konkreter werden und dir z. B. überlegen: „Was könnte ich in der nächsten Woche tun, um mich meinem Ziel oder einem Teilziel anzunähern?“

Ein Trauma zu erleben, kann uns ins Chaos stürzen und uns unserer Orientierung und unseres Vertrauens berauben. Nicht selten geraten dann die ursprünglichen Ziele völlig aus den Augen. Je früher du deine neuen (alten) Ziele definierst, desto schneller wirst du dich wieder „fester im Sattel“ fühlen und die Erfahrung machen, dass es deiner Seele guttut und dich beruhigt.

Damit du einen Anhaltspunkt hast, wie du mit Zielen arbeiten kannst, findest du im Folgenden mein bewährtes Zieleschema, welches du als Vorlage nutzen kannst (Abbildung 3.1).

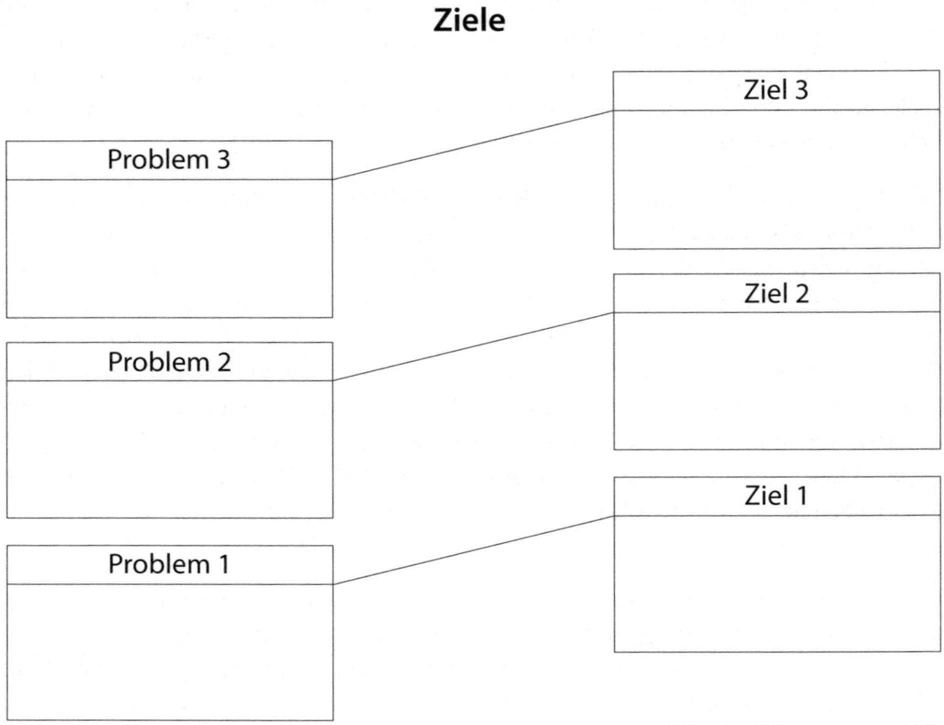

Abbildung 3.1: Dein Zieleschema – Blankovorlage

Abbildung 3.2 zeigt dir ein bereits ausgefülltes Zieleschema, damit du eine noch bessere Vorstellung davon bekommst, wie du damit arbeiten kannst:

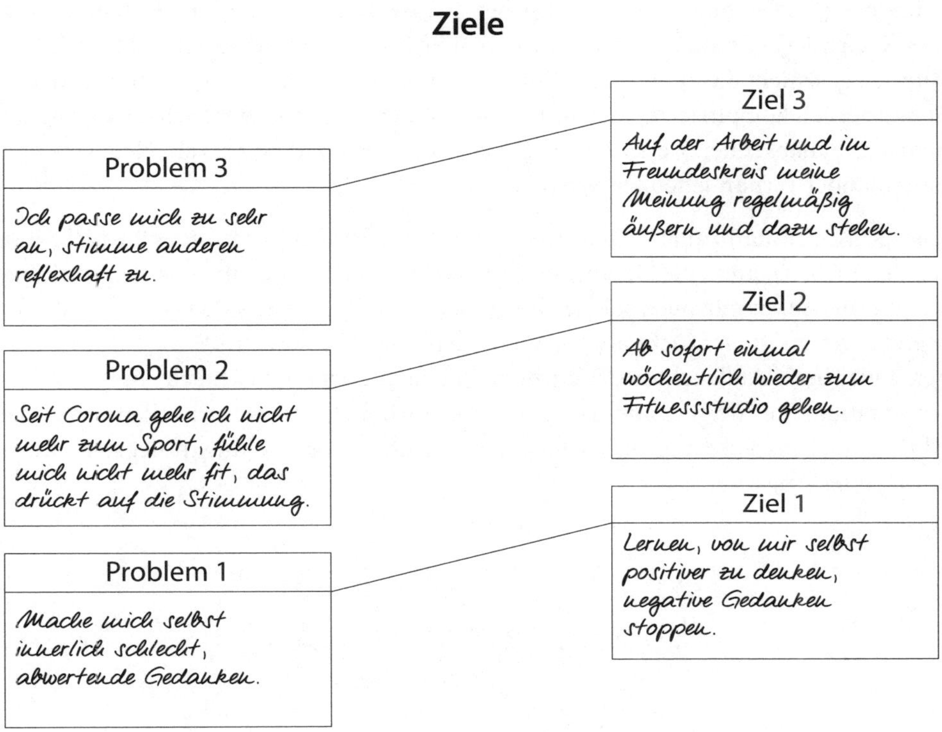

Abbildung 3.2: Zieleschema – So kannst du mit der Vorlage arbeiten

3.3 Gedanken – „Lichterketten" in unserem Gehirn

In der Traumatherapie geht es unter anderem darum, die belastenden, bedrohlichen Gedanken an das Trauma und auch die daraus entstandenen negativen Gedanken über dich selbst und die Welt zu überwinden.

Gestatte mir einen kleinen Exkurs und lass uns der Frage nachgehen, was ein Gedanke neuropsychologisch gesehen überhaupt ist. Veranschaulichen möchte ich das an einem einfachen Bild. Dazu vergleiche ich Gedanken mit einer Lichterkette: In der dunklen Jahreszeit sieht man in vielen Fenstern bunte Lichterketten. Wenn man diese Lichterketten einschaltet, leuchtet jedes einzelne Lämpchen. Sie bilden sozusagen ein Lichternetzwerk. Stelle dir nun vor, diese Lichterkette würde durch das Einschalten nicht komplett erleuchtet, sondern das Licht würde nur in *einem*

Lämpchen aufleuchten. Dieses Lämpchen würde dann in einer Art Kettenreaktion das Nächstliegende aktivieren bzw. anschalten, bis alle Lämpchen erleuchtet sind. So ähnlich geschieht das in unserem Kopf. Natürlich in Bruchteilen von Sekunden und in wesentlich komplizierter angeordneten „Lichterketten." In der Fachsprache nennt man das Synapsennetzwerk oder auch Nervenzellennetzwerk, also ein Netzwerk von miteinander verbundenen Nervenzellen.

Dieses Modell kann noch einen weiteren Aspekt verdeutlichen. Es gibt nicht nur schöne Lichterketten, die ein angenehmes Licht abgeben und eine positive Wirkung auf uns haben. Es gibt auch solche, die uns eher den Blick abwenden lassen, vielleicht weil sie ein zu grelles Licht abgeben oder gruselige (Halloween-)Symbole aufleuchten. Oder beim Aufleuchten der einzelnen Elemente ertönt zusätzlich ein lauter, unangenehmer Ton. So sind auch in unserem Gehirn nicht nur Nervenzellennetzwerke aktiv, die etwas Positives auslösen, sondern auch solche, die uns in negative Stimmung oder Angst versetzen.

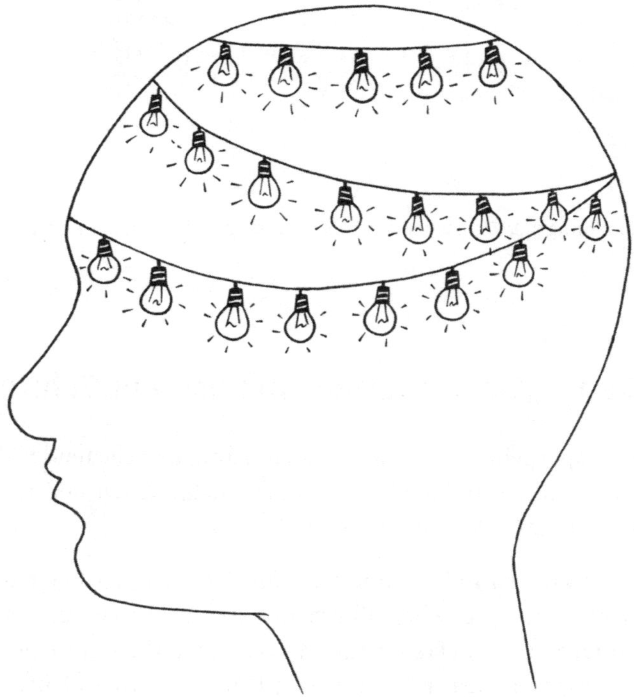

Abbildung 3.3: „Lichternetzwerke"

Das Anschalten dieser Netzwerke kann sowohl bewusst als auch unbewusst erfolgen. Wir kennen alle die Situation, dass wir plötzlich einen Dämpfer in unserer Stimmung erleben. Manchmal gelingt es uns, ausfindig zu machen, was diese Stimmungsveränderung ausgelöst hat. Uns fällt zum Beispiel auf, dass uns das Lied im Radio an ein trauriges Erlebnis erinnert, etwa an eine Trennung. Der Stimmungswechsel kann aber auch erfolgen, ohne dass uns der Zusammenhang zwischen Song und Erinnerung bewusst ist oder wird.

Wir können neuronale Netzwerke aber auch ganz bewusst aktivieren. Wenn wir noch einmal dem Glück nachspüren möchten, dass wir bei dem Besuch von lieben Freunden empfunden haben, schauen wir uns Bilder von dem Treffen an und „schwelgen" in Erinnerungen. Dabei kann das „Synapsenfeuerwerk" so intensiv sein wie bei dem Treffen selbst. Es ist sogar möglich, dass wir durch das bewusste Aktivieren des Netzwerkes positive Gefühle auslösen, die noch intensiver sind als in der realen Situation!

Das Prinzip funktioniert aber auch in die andere Richtung. Greifen wir noch einmal das Thema Trennung auf: Viele von uns haben wahrscheinlich schon einmal erlebt, dass man nach einer Trennung bewusst Musik hört, die Traurigkeit und Wut verstärkt. Dies kann sogar Sinn machen, weil die Aktivierung dieser Gefühle die Trauer an die Oberfläche bringt und somit der Verarbeitung dient.

Schädlich für unser Seelenleben, manchmal regelrecht gefährlich wird es jedoch, wenn häufig unbewusst negative Netzwerke aktiviert werden. Das kann unsere Stimmung massiv und nachhaltig trüben und unsere gesamte Lebensqualität beeinträchtigen. Nach einer Traumatisierung können äußere Sinnesreize, also das, was wir hören, sehen, riechen, schmecken oder fühlen, verantwortlich für die Aktivierung sein. Diese Reize nennt man dann Trigger (= Auslöser).

Das kann so häufig passieren, dass es schwierig wird, die ganz normalen Anforderungen des Alltags zu bewältigen. Wird durch einen Trigger ein negatives Netzwerk aktiviert, das mit dem Trauma in Verbindung steht, fühlt sich das manchmal so an, als ob das Trauma noch einmal erlebt würde. Dazugehörige Gedanken, Gefühle und Körperempfindungen werden wieder wach. Ich nenne diese durch Trigger ausgelösten Synapsennetzwerke „Traumanetzwerke". Bei häufiger Aktivierung wird der Alltag zum „Minenfeld". Ständig tauchen Reize auf, die in quälender Weise an das Trauma erinnern.

Leider lassen sich weder die Trigger noch die „Traumanetzwerke" einfach abschalten. Wir können aber dennoch etwas gegen das häufige Anschalten der Traumanetzwerke tun: Wir können als Gegengewicht positive Netzwerke aufbauen. Wir nutzen dabei die Tatsache, dass nicht zwei Nervenzellennetzwerke gleichzeitig feuern können. Was bedeutet das? Wenn ein Traumanetzwerk anspringt, können wir es ausschalten, indem wir *umschalten.* Positive Neuronennetzwerke werden aufgebaut und verstärkt und dienen somit als Gegengewicht zu den Traumanetzwerken. Das bedeutet konkret, dass du in dem Moment, in dem du bewusst über etwas Schönes und Aufbauendes nachdenkst, dein Traumanetzwerk – zumindest für eine kurze Weile – unterbrichst.

Die positive Nachricht ist also: Du bist deinen Gedanken und Gefühlen nicht komplett ausgeliefert, sondern hast die Möglichkeit, Einfluss zu nehmen. Die später aufgeführten Übungen (Seite 43 ff.) der Stabilisierungsphase geben dir Werkzeug an die Hand, *wie* du deine Gedanken- und Gefühlswelt positiv lenken kannst.

Mutmacher

Auch wenn du dich nach einem Trauma hilflos fühlst, du kannst eine Menge dafür tun, deine Stärken wieder zu spüren.

4. Die Big Five der Stabilisierungsphase

4.1 Big Five 1 – Juwelen sammeln, Schätze in dir entdecken

Von Ja- und Nein-Gehirnen

Eine sehr unangenehme Folge eines traumatischen Erlebnisses ist, dass dein Gehirn sich verstärkt im sogenannten Nein-Modus befinden. Es suggeriert dir, dass die Welt ein unsicherer und tendenziell gefährlicher Ort ist. Du neigst dazu, der Umwelt und deinen Mitmenschen gegenüber verschlossen, ängstlich oder sogar feindselig aufzutreten. Im Nein-Modus sind wir auf Selbstverteidigung und Angriff gepolt, sehen überall Bedrohungen und haben große Angst vor Fehlern. Wir können auch unser Gefühlsleben nicht gut „lesen" und tun uns schwer, in schwierigen Situationen Lösungen zu finden. Wir verhalten uns oft „reflexhaft", was häufig zu zwischenmenschlichen Problemen führt.

Es ist grundsätzlich normal, dass wir auch in negative Gefühlszustände geraten, aber nach einem Trauma ist die Neigung dazu besonders groß. Deshalb ist es wichtig, bewusst und aktiv gegenzusteuern. Man könnte auch sagen: aus dem Nein-Gehirn ein Ja-Gehirn zu machen bzw. in einen Ja-Gehirn-Zustand umzuschalten.

Einen Weg, dein Gehirn in einen positiven „Ja-Modus" zu versetzen ist, zeigt dir zum Beispiel die Übung „Juwelen sammeln" auf. Dabei geht es darum, sich intensiv mit positiven Erlebnissen in deinem Leben zu beschäftigen. Das Ziel dieser Übung ist es, dir wieder positive Gedanken zu ermöglichen.
Da es einfacher ist, bereits bestehende positive Netzwerke zu aktivieren als neue zu erschaffen, eignet sich diese Übung besonders gut und hat ihren Platz ganz am Anfang der Stabilisierungsphase.

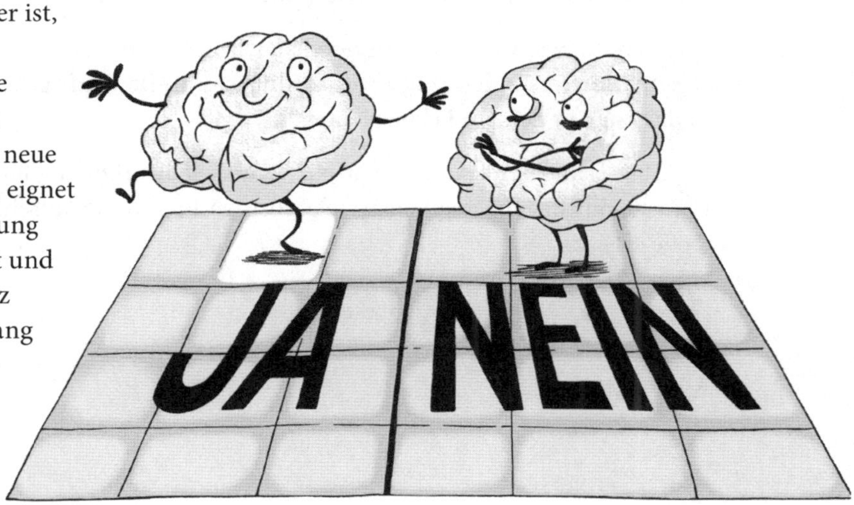

Ganz bestimmt hast du in deinem Leben viel Schönes erlebt. Selbst wenn du eine schwierige oder sogar traumatisierende Kindheit hattest oder mehrere traumatische Erlebnisse in deinem Erwachsenenleben passiert sind, gab es irgendwelche kleinen oder größeren Glücksmomente, die dir hindurchgeholfen haben.

Nach einem Trauma kann es sich aber vorübergehend so anfühlen, als sei dein gesamtes Leben von dunklen Wolken überschattet und belastend gewesen. Gerade dann lohnt es sich, positive Erlebnisse in deinem Leben aufzuspüren. Mache dir klar, dass sich deine Stärken nicht in Luft aufgelöst haben, sondern nur verschüttet oder blockiert sind.

Hier ist das Wort „Ressource“ passend, denn es bedeutet „Quelle“, und eine Quelle kann schon einmal von Laub und Ästen bedeckt sein. Wenn man sie davon befreit, kann sie wieder sprudeln. Vielleicht hat dein Trauma einige Ressourcen von dir „verdeckt“ und nun kannst du diese wieder von der störenden Schicht befreien.

Alles Schöne, was wir erlebt haben, kann eine Ressource sein. Das müssen keine großen „Live Events“ sein, auch ganz kleine Glücksmomente können ihre Wirkung entfalten. Hänge die Latte also nicht zu hoch und achte bei deiner Suche auch auf Erlebnisse, die von außen betrachtet vielleicht gar nichts Besonderes waren. Kleine Glücksmomente können sich genauso „einbrennen“ wie große.

Gerade, wenn du nach einem Trauma das Gefühl hast, „nichts ist mehr wie vorher“, kann es dir helfen, genau hinzuschauen, welche Stärken und positiven Erfahrungen du vor dem schlimmen Ereignis hattest. Vielleicht erinnerst du dich an schöne Dinge, ohne etwas dazu zu fühlen, weil das Trauma dein Gefühlsleben beeinträchtigt. Aber mit therapeutischer Hilfe kannst du die positiven Ereignisse wieder so „ausgraben“, dass irgendwann auch das damit verbundene Gefühl wach wird.

Es ist faszinierend, wie viel positive Energie auch in kleinen Glückserlebnissen verborgen liegt. Diese erste der „Big Five“-Übungen soll dir Kraft geben und deinen Blick auf das Gute in deinem Leben richten.

Für diese Übung findest du unter ↗ http://www.seelenworkout.de einen Vordruck, eine Art Liste, auf der du möglichst viele positive Ereignisse aufschreiben kannst (vgl. Tabelle 4.1).

Erinnerung (Konkretes Ereignis / Szene)	Zeit-punkt / Alter	Stärke des positiven Gefühls (0–10) damals – heute		Was ist mein *persönlicher Beitrag* zu diesem positiven Ereignis (eigene Fähigkeiten, Eigenschaften etc.)? Stärksten Beitrag bitte markieren!	Welches *Symbol*, welcher *Gegenstand* oder welches *Ritual* kann mich daran erinnern?

Tabelle 4.1: Juwelen sammeln

Jedes einzelne Ereignis wird dann durch verschiedene Fragen vertieft, es wird wie „mit der Lupe betrachtet." Denn jedes positive Erlebnis in deinem Leben ist wie ein Juwel: kostbar und wohltuend, wenn du es intensiv betrachtest.

Vielleicht fallen dir sofort mehrere Situationen ein. Vielleicht denkst du aber auch zuerst, dass da gar nicht viel Gutes zu finden ist. Dann helfen dir vielleicht die folgenden Impulse, auf die du dein Leben „durchscannen" kannst:

In der Kindheit:
- schöne Situationen in der Familie, z.B. Feiern oder bestimmte Rituale
- intensive Momente mit deinem „Lieblingsspiel" als Kind
- Glück mit Haustieren
- Szenen aus intensiven Freundschaften
- Familienurlaube
- …

In der Jugend:
- Verliebtsein, erste Liebe
- Erfolgserlebnisse in der Schule
- Freude am Sport
- „Abenteuer" in der Freizeit
- …

Im Erwachsenenleben:
- berufliche Erfolge
- Partnerschaften, Hochzeit
- Geburt von Kindern
- Urlaube
- Erfahrungen mit Kindern
- …

Dies ist nur eine Mini-Auswahl, die helfen kann, sich an das Gute in seinem Leben zu erinnern. Ein sehr häufiges Thema in allen Lebensphasen sind auch intensive Naturerlebnisse. Wichtig ist, sich an ganz konkrete Szenen zu erinnern und diesen einen Namen zu geben, eine Art „Überschrift" für das Erlebnis.

Übrigens kannst du diese Übung auch ohne Therapie (oder in der Wartezeit auf eine Therapie) für dich selbst durchführen. Wenn du dir die Zeit nimmst, wirst du merken, dass es dir zunehmend gelingt, die mit den Erlebnissen verbundenen guten Gefühle wieder wachzurufen. Das Einzige, worauf du achten solltest, ist, dass du keine Ereignisse auswählst, die sehr eng mit negativen oder gar traumatischen Ereignissen verknüpft sind. Das könnte zum Beispiel die Erleichterung nach einer Trennung aus einer „toxischen" Beziehung sein. Dann kann es nämlich passieren, dass du beim

Erinnern an das Schöne gleichzeitig auch das Schlimme davor (oder danach) aktivierst, und das wirkt sich negativ auf deine Stimmung aus.

Silvia (34) erinnert sich gerne an den Tag nach der Trennung von ihrem ersten Freund. Sie war sehr froh, dass sie die Kraft gefunden hatte, sich aus dieser schwierigen Beziehung zu lösen, in der sie immer wieder unter den aggressiven Ausbrüchen ihres Freundes gelitten hatte. Sie ging an diesem „Tag danach" mit ihren Freundinnen feiern und fühlte sich total befreit und erleichtert. Aber die Erinnerung an diese Freude und Erleichterung ist begleitet von den negativen Erfahrungen, die sie in der Beziehung gemacht hat.

Suche dir also am besten sehr eindeutig schöne Ereignisse aus ohne Verbindung zu etwas Belastendem, damit die Übung ihre volle Wirkung entfalten kann. Wenn du ein Ereignis gefunden hast, kannst du dich auf die Suche machen, welche Ressource, welche eigenen Stärken und Fähigkeiten sich darin verbergen. Oft scheint es uns so, als ob die schönen Dinge „einfach so" passierten und wir nichts dazu beigetragen hätten. Aber wenn wir genau hinschauen, können wir unser eigenes Zutun erkennen. Dabei können dir folgende Fragen helfen:

- Welche meiner Fähigkeiten haben ermöglicht, dass ich das erlebt habe?
- Was habe ich dazu beigetragen, dass das so schön war?
- Welche Ressourcen in mir werden beim Betrachten der Szene deutlich?

Vielleicht denkst du bei diesen Fragen als erstes: „Das hatte mit mir und meinen Fähigkeiten nichts zu tun!" oder „Es ist einfach ohne mein Zutun geschehen". Dann schau noch einmal genauer hin – wie mit einer Lupe –, du wirst garantiert deinen eigenen Beitrag entdecken.

Lars hatte als Kind ein schwieriges Verhältnis zu seinen Eltern, aber eine sehr warme und herzliche Beziehung zu seinem inzwischen verstorbenen Großvater. Dieser war Handwerker und hat mit Lars oft Dinge gebaut, repariert und konstruiert. Um möglichst stark von diesen wunderbaren Erlebnissen zu profitieren, schreibt er sie auf. Er schreibt jedoch nicht einfach „Werkeln mit Opa" auf, sondern greift sich ein bis zwei konkrete Situationen mit ihm heraus, die er besonders intensiv in Erinnerung hat und auch zeitlich noch gut einordnen kann. Er nennt die Ereignisse „Flugzeug bauen mit Opa an Ostern" und „Hasenstall reparieren mit Opa bei Schneesturm".

Wäre der kleine Lars nicht so geduldig und ausdauernd gewesen, hätte er nicht miterlebt, wie Opa das Flugzeug tatsächlich fertig gebaut hat. Und wäre er nicht so abenteuerlustig und robust gewesen, hätte er wohl kaum an einem Tag mit Schneesturm draußen den Hasenstall repariert und sich dabei eiskalte Finger geholt. Darüber hinaus muss er auch über eine gewisse Bindungsfähigkeit verfügt haben, um überhaupt

Erinnerung (Konkretes Ereignis / Szene)	Zeitpunkt / Alter	Stärke des positiven Gefühls (0–10) damals	heute	Was ist mein *persönlicher Beitrag* zu diesem positiven Ereignis (eigene Fähigkeiten, Eigenschaften etc.)? **Stärksten Beitrag bitte markieren!**	Welches *Symbol*, welcher *Gegenstand* oder welches *Ritual* kann mich daran erinnern?
Flugzeug bauen mit Opa an Ostern	9 Jahre	8	6	Geduld, Ausdauer, Liebe zu Opa	Das Flugzeug existiert noch, steht im Regal
Hasenstall reparieren mit Opa bei Schneesturm	11 Jahre	9	8	Abenteuerlust, Robustheit	altes Foto vom Hasenstall laminieren.

Abbildung 3.4: Lars ausgefüllte „Juwelen-sammeln-Liste“

so viel Nähe zu seinem Opa zuzulassen und eine intensive Beziehung aufbauen zu können. Und ohne Neugier hätte er sich nicht so viel von den handwerklichen Fähigkeiten seines Großvaters abgeschaut.

So werden also doch Fähigkeiten und Ressourcen sichtbar und Lars könnte auf der Vorlage in die Spalte „Eigener Beitrag" schreiben (vgl. Abbildung 3.4):

Geduld, Abenteuerlust, Robustheit, Bindungsfähigkeit, Neugier

Vielleicht fragst du dich jetzt, was denn die Beschäftigung mit den vergangenen positiven Ereignissen genau bewirken soll. Dazu ein „Blick ins Gehirn":

Weiter oben habe ich erklärt, was es mit den Netzwerken auf sich hat. Wenn wir uns an ein positives Erlebnis intensiv erinnern, aktivieren wir das damit verbundene positive Netzwerk. In deinem Gehirn werden die Bereiche aktiviert, die mit dem Ereignis in Verbindung stehen, also alle damit verbundenen Gedanken, Gefühle und Sinneseindrücke. Diese positiven Netzwerke sind wie ein „Gegengewicht" für die „Traumanetzwerke", die nach einer Traumatisierung immer wieder aktiviert werden und den Alltag und die Stimmung negativ beeinflussen. Und genau dieses Gegengewicht brauchst du, wenn du unter den Folgen eines Traumas leidest.

Mutmacher

Deine Gedanken können nach einem Trauma sehr negativ eingefärbt sein. Aber du kannst lernen, wieder Einfluss auf sie zu nehmen, und sie dadurch heller und klarer machen.

Kommen wir zurück zur „Juwelen-Liste". Wir schauen uns jetzt die letzte Spalte der Vorlage an. Diese enthält die Frage: „Welches Symbol, welcher Gegenstand oder welches Ritual kann mich daran erinnern?" Dadurch soll die positive Wirkung dieser Übung noch einmal potenziert werden. Du hast dir ein positives Ereignis herausgesucht und es nach den Aspekten Zeit, Alter, Intensität und darin verborgene Ressourcen ausgearbeitet. Dadurch hast du in deinem Gehirn ein positives Netzwerk aktiviert und dein Gehirn in einen „Ja-Modus" gebracht. Diese heilsame, positive Wirkung kannst du verstärken, indem du das Ereignis „verankerst."

Der Begriff der Verankerung stammt aus der modernen Hypnotherapie und dem sogenannten Neurolinguistischen Programmieren (NLP). Es beschreibt aber eigentlich etwas, das wir auch aus dem Alltag kennen und oft unbewusst tun: Wir verknüpfen Symbole, Gegenstände oder Rituale mit inneren Prozessen.

Was bedeutet das genau? Ich möchte es an einem einfachen Beispiel verdeutlichen:

Ein Kleinkind hat Probleme, alleine einzuschlafen. Die Mutter gibt dem Kind ihr Halstuch, das sie gerade trägt, zur Beruhigung. Das Kind riecht an dem Tuch und sagt: „Das ist Mama." Es entwickelt sich ein schon bald fest verankertes Ritual. Das Tuch, das nach Mama riecht, ist für das Kind ein Stück „Mama-Gegenwart". Die Wärme, der Geruch, die Nähe, der Trost, die Fürsorge der Mutter sind geradezu darin „enthalten" und helfen dem Kind beim Einschlafen.

Durch das Verankern werden die positiven Erlebnisse mit Sinneswahrnehmungen (sehen, hören, riechen, schmecken, fühlen) verknüpft und können somit besser und häufiger aktiviert werden.

Wir können als Verankerung für schöne Erlebnisse neben Gegenständen auch Symbole und Rituale nutzen. Lass dazu einmal das folgende Beispiel auf dich wirken:

Bettina schildert als positives Lebensereignis einen unbeschwerten und intensiven Urlaub in der Provence. Auf die Frage, welches Symbol sie an diesen Urlaub erinnere, fällt ihr der lila blühende Lavendel ein, der in diesem Urlaub allgegenwärtig war. Darüber hinaus erwähnt sie den intensiven Duft. Um dieses Erlebnis regelmäßig zu aktivieren und zu verankern, nimmt sie sich vor, eine Postkarte mit blühendem Lavendel sowie ein Lavendel-Duftöl zu kaufen und beides so in ihrer Wohnung zu platzieren, dass ihr Blick mehrfach am Tag darauf fällt.

Annika denkt sich zu den fünf schönsten Erinnerungen Symbole aus. Da sie gerne am Computer arbeitet, konstruiert sie eine Collage mit diesen Symbolen, lässt das Bild ausdrucken und hängt es sich in ihr Arbeitszimmer.

Lotta liebt das Meer. Ganz intensiv hat sie in ihrem letzten Urlaub erlebt, wie es sie beruhigt, am Meer zu sitzen und auf das Rauschen der Wellen zu hören. Sie hat von der Brandung ein schönes Foto gemacht und dieses laminiert. Es dient ihr jetzt als Lesezeichen. Zusätzlich hat sie sich eine CD mit Meeresrauschen gekauft und hört sie oft, wenn sie sich entspannen oder beruhigen möchte.

INFOKASTEN

Der Priming-Effekt

Für alle, die noch genauer wissen möchten, was bei der Verankerung im Gehirn passiert:

Es kommt zum sogenannten Priming-Effekt, der am besten mit „Bahnung" übersetzt werden kann: Genutzt wird hier eine „unterschwellige Aktivierung von Assoziationen" (Lexikon der Psychologie). Ein bestimmter Reiz ist mit bestimmten Gedächtnisinhalten assoziiert und ein nachfolgender Reiz wird durch diese bereits bestehende Assoziation in seiner Verarbeitung beeinflusst bzw. in eine bestimmte Richtung „gelenkt".

Übertragen auf Bettinas Beispiel: Durch den Urlaub in der Provence wurden der Anblick sowie der Geruch von Lavendel mit positiven Gefühlen verknüpft. Jetzt erinnert allein der Anblick von einem Lavendelfoto oder der Duft von Lavendelöl an diese Erfahrung. Die bereits gebahnte Verknüpfung mit den positiven Gefühlen wird aktiviert.

Das Priming geschieht zum großen Teil unbewusst, das heißt, die Person muss nicht aktiv über den Zusammenhang nachdenken, um die entsprechenden Hirnareale zu aktivieren.

Bei der Auswahl der Symbole und Rituale ist Kreativität gefragt, aber schöne Erlebnisse öffnen meist auch unsere „kreativen Kanäle". Die „Liste positiver Ereignisse" dient erst einmal nur dem Zweck, eine „Auswahl" zu schaffen. Dann empfehle ich, mindestens drei bis fünf Erlebnisse auszuwählen und diese durch die Verknüpfung mit Symbolen und Ritualen zu verankern.

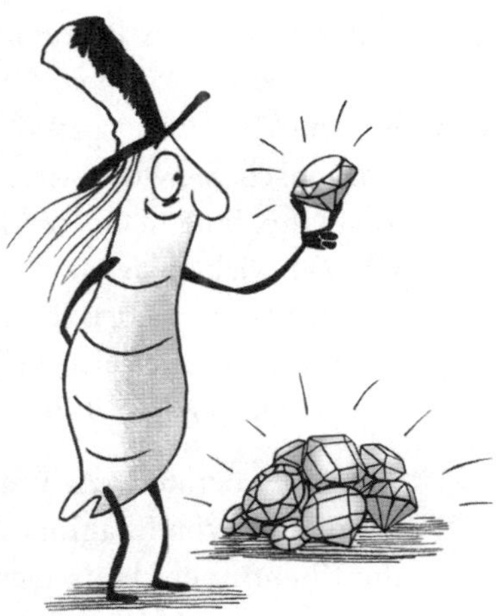

Nun haben wir es komplett gemacht. Du hast die volle Wirkung von deinen ganz persönlichen positiven Erlebnissen genutzt. Befindest du dich in einer Traumatherapie, wirst du gemeinsam mit deinem Therapeuten an diesen inneren Schätzen arbeiten. Wartest du noch auf einen Therapieplatz oder bist dir nicht sicher, ob du eine Therapie brauchst, kannst du diese Übung auch alleine für dich machen und den positiven Effekt nutzen.

Wie du noch sehen wirst, gilt das nicht für alle Übungen. Einige sind der Therapie vorbehalten, die solltest du nicht alleine machen, weil die Gefahr besteht, dass belastende Reaktionen auftreten, mit denen du dann alleine wärst. Besonders alle Elemente, die zur Traumakonfrontation bzw. Traumadurcharbeitungsphase gehören, haben ihren festen Platz in einer Therapie. Die Beschreibung hier dient deiner Information, damit du weißt, was dich in einer Therapie erwartet. Ich werde zu allen Übungen jedoch Ergänzungen vornehmen, was du selbst schon tun kannst, auch wenn du dich zurzeit (noch) nicht in einer Therapie befindest.

4.2 Big Five 2 – Imaginationsübungen: von „Wohlfühlorten" und anderen Kraftquellen

Wenn du ein Trauma erlitten hast, ist es höchstwahrscheinlich, dass du in der Zeit danach mit den damit verbundenen „Schreckensbildern" konfrontiert bist. Die Erinnerungen können sich regelrecht „einbrennen" und immer wieder vor dem inneren Auge auftauchen. Deshalb ist es wichtig, den Schreckensbildern positive Bilder entgegenzusetzen. Beim ersten der Big Five haben wir unsere Vergangenheit bzw. unser Gedächtnis „angezapft", um real erlebte positive Bilder abzurufen, die uns guttun. Wir können aber auch unsere Vorstellungskraft nutzen und uns schöne neue Bilder selbst *erschaffen*. Die Wirkung dieser „Eigenkreationen" kann genauso stark sein wie Erinnerungen an real erlebte Situationen. Man könnte auch sagen, dem Gehirn ist es egal, ob die Bilder auf tatsächlich erlebte Situationen zurückgehen oder „nur" vorgestellt sind. Entscheidend für die Wirkung ist, dass ein positives Netzwerk aktiviert wird.

Imaginationsübungen sind ein wichtiges Werkzeug in der Traumatherapie. Ihr Nutzen wurde vielfach belegt. Wir alle haben enorme Selbstheilungskräfte in uns, ein inneres kreatives Potenzial, das wir für unsere Gesundung und unser Wohlbefinden einsetzen können. Oft geschieht dies sogar unbewusst bzw. intuitiv. Ein sehr eindrückliches Beispiel dafür ist die Lebens- und Leidensgeschichte von Natascha Kampusch. Sie wurde als Kind von einem psychisch kranken Mann gekidnappt und acht Jahre lang in einem kleinen Verlies gefangen gehalten. In ihrem Buch *3096 Tage* (2012) berichtet sie, dass sie sich intensiv mit positiven Bildern beschäftigt habe, um seelisch zu überleben. Dabei habe es sich sowohl um vergangene erlebte Situationen mit ihrer Familie gehandelt als auch um erdachte Szenen. Sie malte sich zum Beispiel das Wiedersehen mit ihrer Familie nach der herbeigesehnten Befreiung aus.

In meiner beraterischen und therapeutischen Arbeit nutze ich regelmäßig den positiven Effekt von Imaginationsübungen. Ich leite zwei- bis dreimal eine Übung an, die die Klientinnen dann auch in Eigenregie zu Hause durchführen. Dabei muss nicht unbedingt der genaue Wortlaut der Anleitung wiederholt werden. Viele erleben allerdings einen bereits vorgesprochenen Text als sehr hilfreich, deshalb habe ich die meines Erachtens wichtigsten Übungen auch aufgesprochen. Sie sind als MP3-Datei unter ↗ http://www.seelenworkout.de zum Anhören und Herunterladen verfügbar.

Es gibt zahlreiche geeignete Übungen in der Literatur und im Internet, sodass eine eigene Recherche sinnvoll ist. Im Buch *Der innere Garten* (Huber, 2005) findest du zum Beispiel eine sehr schöne Auswahl. Weitere (kostenlose und kostenpflichtige) Imaginationsübungen und -anleitungen sind online zu finden. Suche dir ein paar Aufnahmen heraus, die du ansprechend findest. Nutze Wartezeiten oder abendliche Mußestunden, um deine Lieblingsübungen immer mal wieder zu wiederholen.

Im Folgenden stelle ich nun die von mir am häufigsten verwendeten Imaginationsübungen vor. Probiere auch hier bitte einfach aus, was dir persönlich guttut. Nicht alle Menschen können gleich stark von einer Übung profitieren. Anleitungen, zu denen du keinen Bezug bekommst oder die sogar eine negative Wirkung auf dich haben (ist selten, aber kommt vor!), kannst du auch nach deinen Wünschen und Bedürfnissen verändern. Wenn sie dir dann immer noch nicht liegen, streiche sie einfach aus deinem Repertoire! Es ist deine Fantasie! Du bist hier der Regisseur und erschaffst Welten nach deinen eigenen Maßstäben.

Und mach dir bitte keinen Druck, wenn du nicht gleich den gewünschten Effekt verspürst. Imagination braucht Übung.

Innerer sicherer Ort / Wohlfühlort

„Der sichere Ort“ ist eine der bekanntesten und bewährtesten Imaginationsübungen. Hier geht es darum, sich einen Ort vorzustellen, an dem man sich rundherum wohl und geborgen fühlt. Unsere Seele darf sich an einen Platz zurückziehen, an dem alles so ist, wie es sein soll, wo absoluter Frieden herrscht und 100-prozentiger Schutz gewährleistet ist. Hier können wir Ruhe finden und regenerieren.

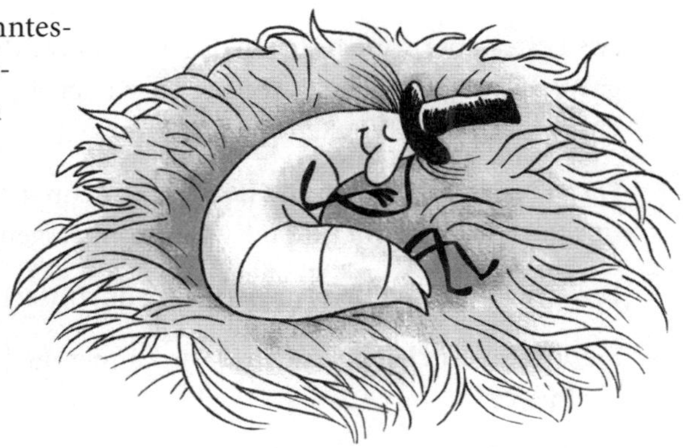

Ich beobachte immer wieder, dass Menschen in Not sich intuitiv, ohne Anleitung, einen solchen Ort ausmalen, um sich zu beruhigen. Wie lässt sich dieses Phänomen erklären? Vielleicht hat es etwas mit unseren frühesten Erfahrungen im Mutterleib zu tun. Ein sicherer Ort im Bauch unserer Mutter war die Voraussetzung für unsere Existenz, für unser Werden und Wachsen. In Zeiten der Not sehnen wir uns zurück an einen solchen geschützten und schützenden Platz und suchen imaginär etwas Ähnliches, das uns Geborgenheit bietet.

Eine weitere Erklärung könnte sich in der frühesten Form der Heilung finden, die im Schamanismus ihre Ursprünge hat und bis heute noch weltweit praktiziert wird. Schamanen gehen in ihrer Vorstellung an einen Ort im Inneren der Erde, um dort ihren geistigen Helfern zu begegnen, die ihnen Rat und Hilfe in der Not zukommen lassen. Vielleicht hat sich diese alte Form der Selbstheilung in unser stammesgeschichtliches Unbewusstes so tief eingegraben, dass wir meistens leicht Zugang zu diesen Übungen finden.

Anleitung zur Übung „Wohlfühlort"

Ich möchte dich einladen, jetzt in deiner Vorstellung an diesen Ort zu gehen. Dabei bist du völlig frei, ob du dir einen wirklichen Ort vorstellst, den du vielleicht schon selbst besucht hast, oder einen Fantasieort, den du dir einfach ausdenkst und der sich vielleicht sogar außerhalb unserer Erde befindet.

Nimm dir jetzt einen Moment Zeit, Gedanken, Vorstellungen und Bilder kommen zu lassen von dem Ort, an dem du dich ganz wohl, sicher und geborgen fühlen kannst.

Wenn du einen solchen Ort gefunden hast und dort angekommen bist, bitte ich dich, ganz in Ruhe zu überprüfen, ob du dich wirklich mit all deinen Sinnen dort wohlfühlst.

Als Erstes überprüfe bitte, ob das, was du vor deinem inneren Auge siehst, ganz und gar positiv und angenehm ist. Sollte noch irgendetwas stören, dann verändere es einfach in deiner Vorstellung.

Dann prüfe, ob das, was du hörst, angenehm ist. Verändere alles Gehörte so, dass du nur noch angenehme Klänge wahrnimmst, genieße die wohltuenden Klänge.

Entspricht die Temperatur deinen Bedürfnissen? Wenn nicht, verändere auch diese.

Sind die Gerüche angenehm? Du kannst auch die Gerüche in deiner Vorstellung verändern.

Prüfe auch, ob genügend Platz da ist, ob du dich so bewegen kannst, dass du dich damit wohlfühlst.

Wenn du möchtest, kannst du diesem Ort auch eine Begrenzung geben, damit du dich noch sicherer fühlst und auch Kontrolle darüber hast, wer an diesen Ort kommt. Für manche Menschen ist dies nicht wichtig, für andere kann es ganz entscheidend sein, ihrem Wohlfühlort eine Begrenzung zu geben. Prüfe, ob es für dich wichtig ist, und falls ja, dann stelle dir eine Begrenzung vor. Das kann auch eine magische Grenze oder Zaubergrenze sein, was auch immer dir in den Sinn kommt, ist ganz in Ordnung.

Du kannst auch ein oder mehrere Wesen einladen, an deinen Wohlfühlort zu kommen. Hilfreich ist es, sich statt Menschen eher Wesen aus Märchen oder Mythen, Tiere oder auch Fabelwesen vorzustellen. Das Entscheidende ist, dass sie ganz und gar wohlwollend und liebevoll sind.

Prüfe jetzt noch einmal, ob du dich an diesem Ort mit all deinen Sinnen wohlfühlst.

Wenn du noch etwas verändern möchtest, verändere es. Wenn alles so stimmig ist, nimm dir noch einen Moment Zeit, um mit jedem Atemzug etwas von der wohltuenden Wirkung dieses Ortes in dich aufzunehmen.

Dann komme ganz allmählich in deinem ganz eigenen Tempo mit deiner Aufmerksamkeit zurück in diesen Raum.

***

Wenn du zu den Menschen gehörst, die viel Gewalt und wenig Geborgenheit in ihrem Leben erfahren haben, fällt es dir vielleicht schwer, dir einen sicheren Ort vorzustellen. Vielleicht ist es leichter für dich, dir einen Ort außerhalb der Erde vorzustellen. Wenn dir auch das schwerfällt, kannst du dir einfach einen Fantasieort ausdenken.

Aber lass dich nicht entmutigen, wenn erst einmal nichts davon funktioniert. Wie ich schon schrieb, brauchen Imaginationen Übung. Hab Geduld und nimm dir regelmäßig Zeit dafür. Wenn du zum „sicheren Ort" (noch) keinen stimmigen Zugang findest, kannst du stattdessen deiner Fantasie freien Lauf lassen und nach etwas anderem suchen, das dir Sicherheit vermittelt. Die Möglichkeiten sind zahlreich und so individuell wie die Menschen.

> *Auch nach mehrmaligen Versuchen konnte Frau Z. keinen sicheren Ort finden. Die vorgestellten Orte wechselten und schienen „irgendwie nicht so richtig sicher". Es tauchte dann jedoch die Vorstellung auf, dass in ihr eine helle, strahlende Lichtkugel sei, die Wärme und Sicherheit vermittele und verlässlich zu finden sei. Die Konzentration auf diese Lichtkugel bewirkte in ihr ein Gefühl von Geborgenheit und Kraft.*

Spüre selbst einmal nach: Was ist es, was dir ein sicheres Gefühl gibt? Die vorformulierten Texte hier sind nur eine Möglichkeit, sich in einen Zustand von Geborgenheit und Sicherheit zu versetzen. Wenn du damit nicht gut klarkommst, kannst du deine Kreativität einsetzen und die Übungen abwandeln. Alles, was dir guttut, ist erlaubt.

Kraftbaum

Auch wenn es nicht immer so scheint: Alles, was wir zur Lösung unserer Probleme brauchen, tragen wir bereits in uns. Manche Fähigkeiten sind vielleicht „verschüttet" oder wurden noch gar nicht entdeckt, so wie eine Quelle, die von Laub bedeckt ist und leicht übersehen wird. Andere Fähigkeiten sind wie ein kleines Samenkorn, das sich erst entwickeln und wachsen kann, wenn es wachstumsfördernde Bedingungen erhält. Allzu oft sind wir viel zu fixiert auf unsere (scheinbare) Unfähigkeit. Das verstärkt das Problem nur zusätzlich und führt uns in einen Zustand, der auch *Problem State* genannt wird: Wir starren wie paralysiert auf das Problem wie das Kaninchen auf die Schlange und haben somit keinen Blick mehr auf unsere Ressourcen.

Das Ziel dieser Übung ist daher, wieder zu einem *Ressourcen-State* zu finden, einem inneren Zustand, der auf die eigenen Fähigkeiten und kreativen Problemlösekräfte fokussiert. Das wunderbare Bild eines gut verwurzelten Baumes, der „Anschluss" hat an alles, was er braucht, öffnet uns wieder den Blick dafür, dass auch wir uns das, was wir brauchen, aneignen und in uns entdecken können.

Wir können diese Übung gut auf aktuelle Herausforderungen anwenden, für die wir noch keine Lösung gefunden haben. Wir denken an das aktuelle Problem und stellen uns die Frage: „Welche inneren Fähigkeiten brauche ich zur Lösung besonders dringend?" Diese merken wir uns und bauen sie dann in die Übung ein.

Wenn ich die Übung nun im Folgenden anleite (oder in der MP3-Datei unter ↗ http://www.seelenworkout.de einspreche), kannst du an entsprechender Stelle deine Begriffe, also deine Fähigkeiten, die du zur Problemlösung brauchst, einfach laut aussprechen.

Anleitung zur Übung „Kraftbaum"

Stelle dir zunächst eine Landschaft vor, die dir gefällt und in der du dich wohlfühlst. Es kann sowohl eine reale als auch eine Fantasielandschaft sein.

Und dann stelle dir in dieser Landschaft einen Baum vor, deinen ganz persönlichen Kraftbaum, zu dem du dich hingezogen fühlst. Stelle dir vor, dass du zu diesem Baum gehst und ihn berührst.

Nimm jedes Detail dieses Baumes ganz intensiv wahr. Die Beschaffenheit seiner Rinde, die Dicke des Stammes, den Geruch. Wie der Stamm sich verzweigt, die Äste und Blätter. Und dann kannst du dir vorstellen, wie es für den Baum ist, Wurzeln zu haben, die sich in der Erde verzweigen, und Nahrung aufzunehmen. Stell dir vor, wie es für den Baum ist, Blätter zu haben, die das Sonnenlicht aufnehmen und umwandeln können. Und dann beschäftige dich mit der Frage, womit du jetzt genährt und versorgt werden möchtest. Welche Fähigkeiten, welche Stärken brauchst du momentan besonders dringend? Benenne diese so genau wie möglich.

Stelle dir dann vor, dass du so wie der Baum diese so dringend benötigten Ressourcen durch die Erde und die Sonne erhältst. Spüre, wie sich das, was du von der Sonne und der Erde erhältst, in dir verbindet und du dadurch Energie tankst und wächst. Stelle dir vor, wie du innerlich stärker wirst und wächst.

Wenn du das Gefühl hast, genug Nahrung und Energie erhalten zu haben, dann löse dich wieder von deinem Baum, und wenn du magst, kannst du dich bei ihm bedanken.

Mache dir klar, dass du jederzeit die Möglichkeit hast, so oft du willst wieder zu deinem Baum zurückzukehren. Jederzeit kannst du wieder Kraft tanken, indem du dir vorstellst, dass du wie der Baum mit allem genährt wirst, was du brauchst.

Verabschiede dich ganz in Ruhe von deinem Baum und wenn du möchtest, kannst du ihm versprechen, dass du wiederkommen wirst.

Beende die Übung, indem du noch einmal in deinen Körper hineinspürst, spüre, wo dein Körper Kontakt hat mit dem Stuhl und mit dem Boden. Und dann finde den für dich richtigen Moment, mit deiner Aufmerksamkeit wieder hier in den Raum zurückzukehren und die Augen zu öffnen. Spanne zum Abschluss bewusst Arm- und Beinmuskeln an.

***

Ein Beispiel dazu:

> *Klaus befindet sich in der Schlussphase seiner Bachelorprüfungen. Die Arbeit ist bereits abgegeben, aber der für ihn persönlich dickste Brocken liegt noch vor ihm: die mündliche Prüfung. Er war schriftlich schon immer stark, aber in mündlichen Prüfungen eher schwach. Am schlimmsten ist die Aufregung am Tag vor der Prüfung. Eigentlich kann und weiß er so viel, dass er keine Angst haben müsste. Aber er spürt die Unruhe in sich hochkriechen und dann fangen die Selbstzweifel an. In einer früheren Prüfungsphase hat er die Übungen „Wohlfühlort" und „Kraftbaum" eingeübt und die Erfahrung gemacht, dass er dadurch seine Angst besser begrenzen kann. Er erinnert sich an diese positive Erfahrung und führt die Übungen mehrmals täglich durch. Bei der Kraftbaumübung überlegt er sich, welche Fähigkeiten er dringend braucht, und wählt die Begriffe „Ruhe" und „Selbstvertrauen". Er spricht diese Begriffe beim Durchführen der Übung mehrmals laut aus und stellt sich vor, wieder Zugang zu seiner inneren Ruhe und seinem Selbstvertrauen zu bekommen.*

Mithilfe der Übungen kann er sich insoweit beruhigen, als dass er nicht in Panik verfällt und auch in der Nacht vor der Prüfung einigermaßen gut schläft.

Zu welchen Ressourcen möchtest du einen neuen Zugang finden?

Gepäck ablegen

Leider ist es wohl kaum möglich, alle Belastungen, die im Laufe unseres Lebens auf unseren Schultern liegen, loszuwerden. Wir alle tragen „unser Päckchen“ mit uns herum. Darin enthalten ist ein Sammelsurium aus alten und aktuellen Sorgen. Die Metapher vom „Päckchen“ ist aber sehr treffend, denn sie veranschaulicht nicht nur, dass die Belastungen nicht fest mit uns verwachsen sind, sondern auch, dass wir sie durchaus einmal ablegen können. Somit haben wir die Wahl zu entscheiden, wie wir bestmöglich mit unseren Belastungen umgehen. Vor allem ist entscheidend, dass wir lernen, die Belastungen „auf Distanz“ zu halten, uns von ihnen nicht erdrücken zu lassen. Gerade bei den Dauerbelastungen, die wir möglicherweise nie ganz loswerden (wie körperliche oder gesundheitliche Einschränkungen, Auswirkung von belastenden Kindheitserfahrungen oder nicht lösbare Konflikte und Differenzen in wichtigen Beziehungen), brauchen wir immer wieder emotionale Distanz. Dadurch wird das Bedrückende weniger bedeutsam, wir können es in einem „anderen Licht“ sehen und immer wieder innerlich loslassen.

Auch Sorgen um die Zukunft, die sich nicht einfach in Luft auflösen – Verlustängste, finanzielle Nöte oder andere „Bedrohungen“ – können im Rahmen dieser Übung für eine kurz Zeit abgelegt werden, um wieder Kraft zu tanken.

Manchmal wird bei der Durchführung der Übung auch klar, dass bestimmte Belastungen gar nicht notwendig sind. Das kann zum Beispiel sein, wenn wir zu viel Verantwortung übernommen haben für Dinge, die eigentlich nicht in unserem Verantwortungsbereich liegen.

Achtung: Die Übung eignet sich nicht für Belastungen, die sich direkt auf ein Trauma beziehen. Allein die Gedanken an ein traumatisches Ereignis können überwältigende Angst- und Schmerzgefühle triggern. In diesem Fall ist die Tresorübung (Seite 60) eher zu empfehlen, da es in ihr um das „Wegschließen“ der belastenden Erinnerung geht.

Anleitung zur Übung „Gepäck ablegen"

Stell dir vor, dass du dich auf einer langen Wanderung befindest und schweres Gepäck trägst. Du hast schon ein ziemliches Stück geschafft und brauchst dringend eine Pause. Da entdeckst du eine Lichtung, die wie geschaffen zu sein scheint für eine kleine Rast.

Du entdeckst auf dieser Lichtung eine halb offene Hütte und einen Baumstumpf, der wie eine passende Sitzgelegenheit aussieht. Ein warmer, heller Sonnenstrahl erleuchtet und erwärmt jetzt die Lichtung.

Die ganze Umgebung ist wie in ein warmes helles Licht getaucht. Und du spürst, dass du jetzt verweilen und dein Gepäck ablegen möchtest. Und du legst dein Gepäck am Rande der Lichtung ab.

Du suchst dir den Platz zum Hinsetzen und Ausruhen aus, der dich am meisten einlädt, und lässt dich nieder. Du lässt das warme, helle Licht, das auf die Lichtung fällt, auf dich wirken und spürst, wie du dich wohlfühlst, dich leicht fühlst.

Und wenn dir die Vorstellung angenehm ist, kannst du dir auch vorstellen, dass ein freundliches, helles Wesen auf dich zukommt und dir ein Geschenk gibt. Und du wirst mit etwas beschenkt, dass du für dein aktuelles Problem, für deine aktuellen Belastungen gebrauchen kannst, das dir weiterhilft. Vielleicht ist es auch ein symbolisches Geschenk, das du im Moment noch gar nicht verstehst.

Du spürst ein Gefühl von Erleichterung oder auch Dankbarkeit. Du spürst wieder neue Energie und möchtest wieder zu deinem Gepäck gehen, um deinen Weg fortzusetzen.

Du kannst jederzeit an diesen Ort zurückgehen.

Während du zu deinem Gepäck gehst, überlege dir, was du von deinem Gepäck noch brauchst und was du möglicherweise nicht mehr brauchst, sondern zurücklassen kannst.

Du bist völlig frei in der Entscheidung, was du wieder aufnehmen möchtest.

Und dann setze mit dem Gepäck, das du jetzt für deine Wanderung noch brauchst, deinen Weg fort. Du spürst, dass es sich leichter anfühlt und du gerne wieder deinen Weg weitergehen möchtest.

Nachdem du ein Stück gegangen bist, kehre zu dem Zeitpunkt, den du selbst wählst, ganz allmählich mit deiner Aufmerksamkeit wieder zurück hier in diesen Raum. Spüre noch einmal in deinen Körper hinein, spüre noch einmal den Kontakt deines

Körpers mit dem Stuhl und mit dem Boden und öffne dann die Augen, um dich hier wieder neu zu orientieren.

***

Tresorübung

Sind Belastungen sehr stark (vielleicht auch traumatisch), dann reicht oft die Vorstellung „Gepäck abzulegen" nicht aus. Sorgen, Ängste und Gefühle der Bedrohung drängen sich immer wieder auf und können nur schwer „auf Distanz" gebracht werden. Das Problem ist nicht nur das Maß der Belastung, sondern auch die Tatsache, dass Gedanken daran „automatisch" ohne unsere Kontrolle auftauchen.

Auch wenn dieser Automatismus unangenehm ist, kann er dankbar angenommen werden. Er ist Ausdruck unserer Selbstheilungskräfte. Dieses „Ins-Bewusstsein-Drängen" ist ein Versuch unseres Gehirns, das bisher nicht oder zu wenig Angeschaute doch noch zu verarbeiten. Außer immensem Stress bringt es jedoch gar nichts, wenn sich die schlimmen Erinnerungen in den unpassendsten Situationen in unser Bewusstsein schieben und wir unseren Alltag so nicht mehr bewältigen können.

Das Einüben der Tresor-Imagination hilft dabei, ein Stopp-Zeichen zu setzen nach dem Motto: „Ich weiß, dass es dieses belastende Erlebnis gibt, aber ich möchte mich *jetzt nicht* damit beschäftigen!"

Das Problem „löst" sich dadurch nicht auf, es bleibt Realität in deinem Leben. Aber du kannst lernen, selbst zu entscheiden, zu welchem Zeitpunkt du dich damit auseinandersetzen möchtest.

Anleitung zur Tresorübung

Wenn wir mit belastenden Erinnerungen, Bildern oder Vorstellungen kämpfen, kann es hilfreich sein, uns vorzustellen, dass wir diese in ein Behältnis „packen", in dem all das seinen Platz hat, womit wir uns momentan nicht beschäftigen wollen.

Stelle dir als Erstes einen Weg vor, der an den Ort führt, an dem sich dein ganz eigenes Behältnis befindet. Das kann ein Waldweg, eine Straße oder auch eine Treppe sein; was auch immer dir in den Sinn kommt, ist in Ordnung.

Wenn du möchtest, können unterstützende, hilfreiche Wesen mitkommen.

Jetzt kannst du dir vorstellen, wie du dich deinem Behältnis näherst. Dabei bist du völlig frei, wie du dir dein Behältnis vorstellst. Das kann ein Tresor, ein Safe, eine Kiste oder Ähnliches sein.

Male es dir ganz in Ruhe aus: Welche Maße hat es? Aus welchem Material ist es beschaffen? Welche Farbe hat es? Wie dick sind seine Wände?

Du kannst dir dann ein ausreichend großes, gutes Schloss vorstellen. Wichtig ist, dass du das Behältnis gut und sicher verschließen kannst. Das Schloss kannst nur du öffnen.

Stelle dir jetzt vor, dass du das Schloss öffnest und in dem Behältnis ausreichend viele Fächer findest, in die du alles hineinfüllst, was dich aktuell belastet und was du dort deponieren willst. Wenn du möchtest, kannst du das belastende Material auch nach Themen sortieren oder die Fächer mit Stichworten beschriften. Mache dir klar, dass es hier aufbewahrt wird und du es jederzeit – zu dem Zeitpunkt, den *du* wählst – auch wieder herausholen kannst.

Und wenn du alles gut verstaut hast, wähle selbst den Zeitpunkt, an dem du das Behältnis wieder verschließen möchtest. Mache dir noch einmal klar, während du das Behältnis verschließt, dass das Schloss absolut sicher ist, und verschließe es ganz ruhig und sorgfältig.

Wenn du das Behältnis verschlossen hast, kannst du einen Schritt zurücktreten und nachspüren, dass es sich womöglich schon etwas leichter anfühlt. Lass es dann hinter dir und mache dich allmählich, in deinem ganz eigenen Tempo, wieder auf den Weg, den du gekommen bist.

Spüre, dass es sich leichter anfühlt und mit jedem Schritt, den du diesen Weg zurückgehst, sich das Gefühl von Erleichterung noch verstärkt.

Und dann komme zu dem Zeitpunkt, den du selbst wählst, zurück hier in diesen Raum. Spüre noch einmal in deinen Körper hinein, bevor du die Augen öffnest. Dann orientiere dich wieder in diesem Raum. Zum Schluss spanne noch einmal die Muskeln in Armen und Beinen an und entspanne sie anschließend wieder.

***

Zusatzübung: Aus-Laufen

Bewegung baut Stresshormone ab. Joggst oder walkst du gerne und hast für dich schon die heilsame Wirkung von Bewegung entdeckt? Dann könnte diese von mir entwickelte Zusatzübung für dich interessant sein. Sie nennt sich „Aus-Laufen" und es geht um eine Kombination aus Bewegung und Imagination: Man stellt sich vor, wie man durch das Laufen (schnelles Walken oder Joggen) Spannung bzw. unangenehme Affekte und Stress abbaut. Genau genommen ist es nur ein Sich-bewusst-Machen dessen, was auf physiologischer Ebene tatsächlich stattfindet. Aus diesem Grund ist die Übung ziemlich sicher wirksam und kann für alle Arten von Spannungszuständen angewandt werden.

Anleitung zur Übung „Aus-Laufen"

Suche dir eine Laufstrecke aus, ideal sind 15 bis 30 Minuten, je nach aktuellem Trainingszustand. Du kannst die Übung sowohl in Form von strammem Gehen (Walken) als auch Joggen durchführen.

Teile die Laufstrecke in drei ungefähr gleich große Teilstücke ein.

Teil 1:

Bevor du losläufst, spüre noch einmal in dich hinein und nimm beobachtend wahr, welche unangenehmen Gefühle vorherrschen und wie intensiv sie sind (z. B. auf einer Skala von 0 bis 10).
Sage dir nun innerlich den Satz (evtl. auch von einem Zettel ablesend): *„Mit jedem Schritt laufe ich ein Stück der aktuellen Wut, der aktuellen Angst und der aktuellen Traurigkeit ab und lasse sie los."*

Teil 2:

Nach dem ersten Drittel des Weges halte kurz inne und sage dir den Satz (oder lies ihn dir laut vor): *„Mit jedem Schritt laufe ich ein Stück der alten Wut, der alten Angst und der alten Traurigkeit ab und lasse sie los."*

Teil 3:

Nach dem zweiten Drittel halte wieder kurz an und sage dir den Satz (oder lies ihn vor): *„Mit jedem Schritt und mit jedem Einatmen lasse ich ein Stück Freiheit und Frieden in mich hinein."*

Nach der Übung spüre kurz in dich hinein, wie intensiv das negative Gefühl noch spürbar ist. Meist geht die Intensität deutlich zurück, wenn nicht, tauchen zumindest neue Gedanken, Aspekte, Ideen auf. Dadurch verändert sich der innere Zustand und die belastende Situation wird erträglicher.

Was du jetzt schon tun kannst

Du kannst die hier aufgeführten Imaginationsübungen alleine ausprobieren. Achte dabei genau darauf, ob sie eine positive Wirkung auf dich haben. Nur dann solltest du sie wiederholen.

Wenn du eine Traumatherapie machst, kann dir deine Therapeutin beim Einüben helfen.

4.3 Big Five 3 – Skills: mentale Werkzeuge für brenzlige Alltagssituationen

Nach einem Trauma kann oft schon der „ganz normale" Alltag eine Herausforderung sein und unterschiedliche Probleme können auftreten:

- Bestimmte Situationen, Geräusche oder andere Wahrnehmungen rufen Erinnerungen an das Trauma hervor. Diesen sogenannten Triggern kann man nie komplett ausweichen. Die durch sie ausgelösten Erinnerungen können sich massiv aufdrängen und inneren Stress verursachen.
- In stabilen Zeiten ist unsere Stimmung wie eine Waage, die nicht feststeht, aber immer wieder um ein Gleichgewicht herum schwankt. Nach einem Trauma besteht – zumindest so lange es noch nicht verarbeitet ist – eine Neigung zu negativer Stimmung. Das kann milde ausgeprägt sein oder auch Dimensionen einer Depression annehmen.
- Unverarbeitete Traumen erhöhen die Gefahr, in akute seelische Krisen zu geraten, in denen „übliche" Maßnahmen nicht mehr greifen. Manchmal werden Betroffene suizidal, aggressiv oder fangen an, sich selbst zu verletzen. Auch Beziehungen können darunter leiden.
- Geraten wir in innere Krisen oder erleben nach einem Trauma inneres Chaos, dann ist äußere Struktur (Zeitplan im Alltag, Planung von Aktivitäten, gesunde Rhythmen in puncto Schlaf, Ernährung und Bewegung etc.) besonders wichtig. Trotzdem vernachlässigen wir diese häufig genau dann, wenn wir sie am nötigsten haben.

Die Skills, die zum dritten der Big Five gehören, sollen dir etwas an die Hand geben, das du gegen diese häufigsten Alltagsprobleme einsetzen kannst. Skills (engl. für Kompetenzen, Fähigkeiten) sind wie Werkzeuge, mit denen du an den richtigen Schrauben drehen kannst, um etwas an deiner Lage zu verbessern. Sie helfen vielleicht nicht gleich beim ersten Mal, denn sie müssen „eintrainiert" werden, so wie man auch mit einem Werkzeug erst allmählich umgehen lernt. Kliniken und auch ambulante Therapeuten arbeiten mit unterschiedlichen Skills. Ich übe in den Therapien immer erst die aus meiner Sicht wichtigsten ein. Das sind:

- Trösten des inneren Kindes / Visitenkartenübung (Basis-Skill 1)
- Reframing / Scheinwerferübung (Basis-Skill 2)
- Notfallkoffer und Dissoziations-Stopp-Techniken (Basis-Skill 3)
- Liste angenehmer Tätigkeiten (Basis-Skill 4)

Mutmacher

Egal, wie sehr du gerade an den Folgen deines Traumas leidest, egal, wie chaotisch dein Alltag oder dein Innenleben gerade auch sein mögen, es gibt einen Weg heraus!

Du kannst immer etwas tun, damit es dir ein kleines bisschen besser geht, du bist nie total hilflos, auch wenn es sich manchmal so anfühlt.

4.3.1 Basis-Skill 1: Trösten des inneren Kindes / Visitenkarte

Das Konzept vom „inneren Kind" ist weit verbreitet. Doch was genau ist dieses „innere Kind?" Natürlich darf man es nicht wörtlich nehmen, es ist kein eigenständiges Wesen in uns. Ich stelle mir immer vor, dass das innere Kind eine „Erlebnisschicht" von uns ist. Man kann sich das zum Beispiel am Bild einer Zwiebel vergegenwärtigen: Diese besteht aus einem inneren Kern und Schichten, die um diesen Kern herumgewachsen sind. So haben auch wir einen „inneren Wesenskern", eine Art „Rohform", so wie wir zu Beginn unseres Lebens waren. Mit jedem Alter hat sich dann eine neue „Erlebensschicht" darum herum gelegt. Eine Schicht mit unseren Erlebnissen als Neugeborenes, eine Schicht als Säugling, eine „Kleinkindschicht", wieder eine neue Schicht mit unseren Erfahrungen als Kindergartenkind, dann als Schulkind, als Teenager, als junger Erwachsener und immer so weiter bis zu unserem aktuellen Erleben.

Alle durchlebten Erfahrungen sind noch in uns. Erleben wir im Hier und Jetzt etwas, das uns bewusst oder unbewusst an frühere Erfahrungen erinnert, dann wird diese Erlebensschicht wieder spürbar, und zwar mit allem, was an Gedanken, Gefühlen und Körperempfindungen dazu gehört. Bezogen auf das Bild vom inneren Kind bedeutet das: „Das innere Kind wird wach bzw. meldet sich."

Das Problem dabei ist, dass wir, wenn so eine „Inneres-Kind-Erlebensschicht" aktiv wird, oft auch entsprechend reagieren. Leider ist es oft heikel, wenn wir auf die Herausforderungen unseres Lebens als Erwachsene kindlich reagieren. Wir sorgen dann nicht gut für uns, behaupten uns nicht ausreichend und oft schaffen wir uns neue Probleme. Andere Menschen erleben uns mitunter als „überreagierend" oder finden unsere Reaktion schlicht nicht angemessen.

Nun könnte man auf die Idee kommen, es sei besser, solche „Inneres-Kind-Reaktionen" einfach zu übergehen oder „wegzudrücken." So einfach ist es aber leider nicht, denn das „innere Kind" fordert sein Recht. Es will gewürdigt, gesehen und vor allem getröstet bzw. beruhigt werden. Wir können Erlebensschichten unserer Persönlichkeit nicht einfach verleugnen, wegschließen oder ignorieren. Alles ist und bleibt ein Teil von uns und will auch als solcher ernst genommen werden. Somit bleibt uns nur übrig, uns mit unserem inneren Kind zu verbinden und es wohlwollend zu akzeptieren. Dies geschieht zu allererst dadurch, dass wir es wahrnehmen. Dass du diese Zeilen gelesen und darüber nachgedacht hast, ist ein guter Anfang. Indem du dir klar machst, dass du diese „Innere-Kind-Erlebensschicht" in dir hast, weckst du dein Bewusstsein. Du steigerst die Chance, dass du bei nächster Gelegenheit wahrnimmst, wenn Dein „inneres Kind" wach wird. Und das ist der erste Schritt!

Der zweite Schritt besteht darin, das „innere Kind" zu trösten bzw. zu beruhigen. Das bedeutet, dass du dir keine Vorwürfe machst, dass du diese innere Reaktion hast, sondern verständnisvoll damit umgehst. Du kannst dir zum Beispiel folgende Sätze sagen:

- „Es ist o.k., dass ich so fühle, dass diese Erlebensschicht sich meldet."
- „Ich kann verstehen, dass sich das ‚innere Kind' meldet, denn es hat (damals) einiges durchgemacht."

Du kannst dir dann auch das Trösten des „inneren Kindes" in unterschiedlichen Bildern vorstellen, etwa wie du ihm liebevoll über den Kopf streichelst oder es beschützend auf deinen Schoß hebst.

Hast du das Gefühl, das „innere Kind“ bzw. die innere Erlebensschicht genug wahrgenommen und beruhigt zu haben, folgt ein ganz entscheidender Schritt: Jetzt geht es darum, sich innerlich wieder in die Erwachsenenposition zu bringen. Denn wie weiter oben bemerkt, schaffen wir uns neue Probleme, wenn wir im „Inneres-Kind-Modus“ reagieren.

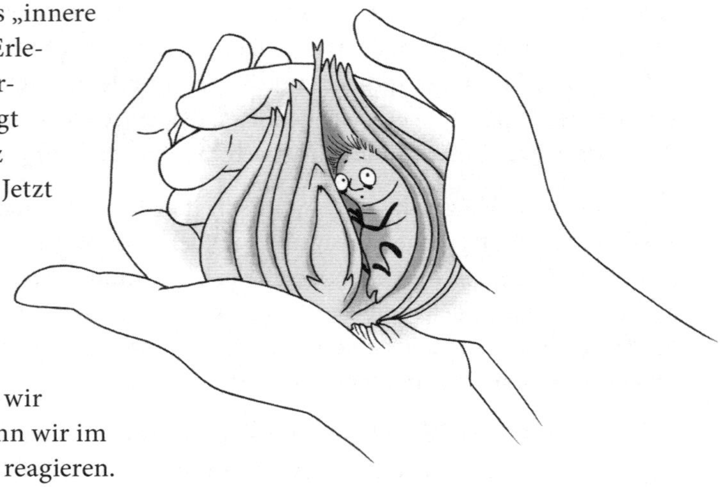

Dazu kann die Vorstellung einer Visitenkarte hilfreich sein. Stelle dir vor, du hättest eine Art vergrößerte Visitenkarte, auf die du stichpunktartig alle wichtigen Daten und Fakten deines Erwachsenenlebens schreibst. Besonders dein Alter, deine schulischen und beruflichen Abschlüsse, deine berufliche Position, deine Berufserfahrung. Auch private Daten und Fakten gehören dazu wie Kinder oder besondere Fähigkeiten und Stärken.

Stell dir vor, wie du dir diese Visitenkarte an die Brust heftest und dir somit klarmachst, wer du heute (als Erwachsener) bist.

Dieser zweite Schritt ist ganz entscheidend, denn machen wir uns noch einmal den Sinn von Big Five 3 klar: Wir möchten Skills kennenlernen, die uns den Alltag erleichtern. Es geht nicht um irgendein inneres Erlebnis als Selbstzweck, sondern darum, Alltagsprobleme zu lösen.

Deswegen ist dieses „Umschalten“ in die Erwachsenenposition so wichtig. Es hilft dir, zunächst zwar das „innere Kind“ zu fühlen und zu trösten, aber dann erwachsen zu *reagieren*. Es ist in gewisser Weise wie ein „Aufwachen“ aus dem „Inneres-Kind-Zustand“ in die aktuelle erwachsene Position hinein.

Übrigens: Nicht alle Menschen können mit dem Bild vom „inneren Kind“ etwas anfangen, viele finden ihn zu „esoterisch“. Das ist völlig in Ordnung. Alternativ kann man zum Beispiel ein Bild aus der Technik wählen, um die Sache mit den „Erlebensschichten“ deutlich zu machen.

Der „Altersfahrstuhl"

Das Bild vom „Altersfahrstuhl" verdeutlicht ein Phänomen, das man im Fachjargon „Altersregression" nennt und mit dem Inneres-Kind- Konzept eng verknüpft ist.

Angenommen, wir befinden uns gerade in einer schwierigen Situation, zum Beispiel einem zwischenmenschlichen Konflikt. Plötzlich rauschen wir mit dem Altersfahrstuhl „nach unten" in unsere Vergangenheit. Wir sind erwachsen, fühlen und reagieren aber plötzlich so, als wären wir ein Kind oder zumindest viel jünger, als wir tatsächlich sind.

Was passiert dabei im Gehirn? Es werden „alte Netzwerke" aktiviert. Netzwerke, die früher in unserem Leben, oft schon in der Kindheit, geknüpft wurden. Und warum werden diese Netzwerke aktiviert? Aufgrund einer „Verwechslung". Wir erleben eine Situation, die einer im Gedächtnis gespeicherten Situation (mit emotionaler „Bedeutung", also emotionaler „Aufladung") ähnelt. Unbewusst verknüpft sich diese alte mit der aktuellen ähnlichen Situation. Dadurch wird das alte Netzwerk aktiviert und wir fühlen, denken und handeln wie damals als Kind.

Wir können solche Situationen identifizieren, indem wir uns fragen: „Wie alt fühle ich mich gerade?" Wenn du dich deutlich jünger fühlst, als du bist, ist wahrscheinlich ein altes Netzwerk aktiviert, du bist sozusagen mit dem „Altersfahrstuhl" ein paar Stockwerke nach unten gesaust oder gar im Keller gelandet.

Nun könnte man sagen: „Na und, dann fühle ich mich eben jünger!" Aber das Ganze hat einen Haken, den ich schon erwähnt habe: Wenn wir innerlich im Kind-Modus unterwegs sind, haben wir keinen Zugang zu den Kompetenzen, die uns als Erwachsene zur Verfügung stehen.

Auf die sind wir aber gerade in schwierigen und emotional aufgeladenen Situationen dringend angewiesen. Bleiben wir auf der „Etage", auf der wir mit dem Altersfahrstuhl gelandet sind, können wir die Situation also nicht adäquat bewältigen. Schlimmstenfalls bringen wir uns dadurch in massive Schwierigkeiten und verschärfen Konflikte noch.

Aus diesem Grund ist es wichtig, „triggernde" Situationen zu erkennen und über Werkzeuge, über Skills zu verfügen, um mit dem Fahrstuhl wieder nach oben zu kommen, Zugriff auf all unsere Kompetenzen zu haben und gute Lösungen finden zu können. Dies geschieht in zwei Schritten:

1. *Zunächst müssen wir erkennen und uns bewusst machen, was gerade geschieht.* Mit der Frage, wie alt wir uns gerade fühlen, sensibilisieren wir uns für solche Altersregressionen. Dies sollten wir vor allem dann tun, wenn wir merken, dass wir (übermäßig) stark emotional reagieren oder uns merkwürdig verhalten. Ganz

wichtig ist, dass wir uns nicht verurteilen, wenn wir uns dabei „ertappen", dass wir mal wieder in den Kind-Modus gewechselt haben bzw. mit dem Fahrstuhl nach unten gefahren sind. Eine liebevoll-tröstende Haltung, wie wir sie im Normalfall einem Kind in Not gegenüber einnehmen würden, ist wesentlich heilsamer und wertvoller. Es gibt schließlich gute Gründe, warum unser „inneres Kind" gerade auf die Bühne tritt. Meistens steckt tatsächlich eine Notsituation, wie wir sie als Kind erlebt haben, dahinter.

2. *Erst nach dem Bewusstmachen und der Einnahme einer liebevollen Haltung ist es Zeit für den zweiten Schritt: Jetzt geht es darum, dass wir uns aus dem Kind-Modus aktiv und entschlossen herausholen.*
   Neben der weiter oben beschriebenen Vorstellung einer Visitenkarte mit unseren Daten als Erwachsene können wir auch das Bild vom Fahrstuhl nutzen.
   Wir können uns dabei vorstellen, in unserem Fahrstuhl die Taste E (= Erwachsener) zu betätigen und mit dem Fahrstuhl wieder dahin zu fahren, wo wir eingestiegen sind.

Wer häufig in solche Situationen gerät, kann sich auch noch eine Geste ausdenken (zum Beispiel Daumen und Zeigefinger zusammenpressen oder sich am rechten Ohrläppchen kneifen) und diese Geste bei der Imagination ausführen. Dann verankert (siehe Ankern Seite 49 ff.) sich irgendwann die Geste mit der Vorstellung vom hochfahrenden Fahrstuhl, was den Effekt leichter „abrufbar" macht.

Abschließend nun noch ein Beispiel zum Thema „Trösten des inneren Kindes", damit es noch anschaulicher wird:

> *Herr R. (62) kümmert sich schon seit mehreren Jahren um seine inzwischen 85-jährige Mutter, die partout alleine in ihrem Haus leben möchte, aber immer mehr Hilfe im Alltag braucht. Obwohl er in einer anderen Stadt lebt, fährt er fast jedes Wochenende zu ihr und erledigt vieles von dem, was sie nicht mehr bewältigen kann. Nicht immer ist sie dankbar dafür. Es gibt auch Tage, an denen sie – wie früher in seiner Kindheit – massiv an ihm und seinem Verhalten herummeckert und ihn entwertet. Dann fällt Herr R. innerlich zurück in den Gefühlszustand, den er als ausgeschimpftes Kind hatte. Er verstummt, fühlt sich unzulänglich, wertlos und „nicht gut genug".*
>
> *In der Therapie, die Herr R. wegen depressiver Verstimmungen begonnen hatte, können wir herausarbeiten, dass es ein kindlicher Gefühlszustand ist, der sich in diesen Situationen meldet und den der Klient „das entwertete Kind" nennt. Er schildert einige Situationen von früher und empfindet Mitgefühl für sein jüngeres Ich. Ich frage ihn, ob er sich eine tröstende Geste für den Kleinen vorstellen könne, und er wählt die Vorstellung, dem Jungen von damals über den Kopf zu streicheln.*

Dann bitte ich Herrn K., sich eine (etwas vergrößerte) Visitenkarte vorzustellen, auf der sein Name, Alter, Beruf, Ausbildung oder auch sonstige „Verdienste“ stehen. Als er dies alles aufzählt, wird ihm bewusst, wie viel Lebens- und Berufserfahrung er hat, auf die er zurückblicken kann.

Als er beim nächsten Besuch bei seiner Mutter wieder in den Gefühlszustand des „entwerteten Kindes“ zurückzufallen droht, stellt er sich vor, sein inneres Kind zu trösten, und erinnert in einem zweiten Schritt, was auf seiner „Visitenkarte“ steht. Dadurch holt er sich zurück in die Erwachsenenposition und es verändert sich auch sein Gefühlszustand. Diesmal schweigt er nicht wie sonst, sondern sagt seiner Mutter ruhig und klar, dass er zum Helfen gekommen sei und es ihn ärgere, wenn er statt Dankbarkeit Kritik ernte. Er kündigt an, dass er seine Besuche einschränken werde, falls sich nichts ändere.

Ich hoffe, dieses Beispiel verdeutlicht, wie enorm hilfreich es sein kann, das Phänomen „Altersregression“ bei sich selbst wahrzunehmen und sich wieder in die erwachsene Position zu bringen. Wir kommen so aus alten Mustern und verfestigten Verhaltensweisen heraus und können uns weiterentwickeln.

Wenn dir demnächst auffällt, dass du mit dem „Altersfahrstuhl“ mal wieder abgerauscht bist, oder wenn du dich erfolgreich wieder auf die Erwachsenenetage hochholen konntest, dann mache dazu eine kurze Notiz. Allein die Tatsache, dass du dies immer bewusster wahrnimmst, bedeutet, dass du solche Situationen zunehmend kompetenter bewältigst.

4.3.2 Basis-Skill 2: Reframing und Scheinwerferübung

Das Reframing (engl. *frame* = Rahmen) ist aus der Systemischen Therapie und dem sogenannten Neurolinguistischen Programmieren (NLP) bekannt und bedeutet, Tatsachen, Erfahrungen und Ereignissen einen neuen Rahmen zu geben, sie positiv(er) „umzudeuten“ oder zumindest teilweise positive neue Perspektiven aktiv zu erarbeiten. Die Situation wird somit in einem neuen Zusammenhang gesehen. Hintergrund ist, dass wir alle zu Lieblingsinterpretationen von Ereignissen und Erfahrungen neigen und durch diese einseitig bevorzugten Interpretationen geprägt werden.

Geht unsere Interpretationsneigung in die pessimistische Richtung, verschiebt sich unsere Gefühlslage zum depressiven Pol hin. Dann müssen wir aktiv neue positivere Interpretationen eintrainieren, wir müssen „reframen“, um auch wieder positivere Gefühle spüren zu können.

Wenn du ein Trauma erlebt hast, kann dadurch deine Grundstimmung schon negativ eingefärbt sein und es ist umso wichtiger, aktiv gegenzusteuern. Das Reframing ist eines der wirksamsten Werkzeuge, um dies zu tun. Dafür brauchst du eine Menge Geduld, denn es hilft nur, wenn wir uns immer wieder daran erinnern und es auch immer wieder einüben.

Frau Z. ist längere Zeit krankgeschrieben, weil sie sich einer komplizierten Operation unterziehen musste und – kaum genesen – auch noch einen unverschuldeten Fahrradunfall hatte. Sie läuft an Krücken und leidet unter Schmerzen. Daher soll sie sich schonen. Ihr Mann ist mit drei kleinen Kindern überlastet, doch Frau Z. kann aus den gesundheitlichen Gründen fast nichts im Haushalt helfen. Es belastet und deprimiert sie, dass sie so nutzlos zu Hause ist und nur zuschauen kann, wie sich ihr Mann alleine abmüht. Im gemeinsamen Gespräch über die Situation gelingt es ihr, stärker wahrzunehmen, dass sie durch diese Situation auch die Gelegenheit bekommt, für ihre Kinder „präsenter" zu sein, jederzeit ansprechbar zu sein, was vor ihrer Erkrankung aufgrund des anstrengenden Jobs nicht möglich war. Vor dem Hintergrund dieser neuen Betrachtungsweise kann sie zunehmend genießen, ihre Kinder einfach mal nur beim Spielen zu beobachten, mit ihnen zu sprechen und ihnen etwas vorzulesen.

Immer dann, wenn es sich anbietet, kannst du dich im Alltag bei kleinen und größeren Widrigkeiten fragen: „Wie könnte ich das reframen?" Die einzigen Voraussetzungen für das Gelingen sind das richtige Verständnis für das „Prinzip Reframing" und – was mindestens ebenso wichtig ist – ein passendes „Erinnerungssystem", das den inneren Impuls „Bitte reframen!" regelmäßig auslöst. Einen Tipp dazu findest du am Ende des Kapitels bei „Was du jetzt schon tun kannst".

Ein Aspekt ist beim Reframen noch wichtig: Du kannst es nur auf „normale" Alltagssituationen anwenden, nicht auf deine traumatische Erfahrung. Traumatische Erlebnisse, vor allem wenn sie noch nicht oder nur wenig verarbeitet sind, sollten nicht reframt werden. Erlebnisse, die so schrecklich sind und unsere normalen Verarbeitungsmechanismen überfordern, sollten als solche benannt und in ihrer Schwere anerkannt werden. Hier zu reframen würde einem „Kleinreden" gleichkommen.

Wenn du dich in einer Traumatherapie befindest, wird allerdings in der zweiten Phase, der sogenannten Traumadurcharbeitungsphase, eine innere Veränderung geschehen, die man „Reframing von innen" nennen könnte. Natürlich wird dadurch das Trauma nicht „positiv", aber es wird klarer, was passiert ist, und die Auswirkungen auf dich und dein Selbstwertgefühl verändern sich. Durch das erneute von der Therapeutin begleitete Anschauen des Traumas kann sich deine Perspektive weiten und du kannst es mehr von außen und als etwas Abgeschlossenes betrachten.

Ein weiteres Werkzeug, um traumabedingte Stresssituationen zu entzerren, ist die folgende Übung.

Scheinwerferübung

Diese Übung ist dem Reframing sehr ähnlich, denn auch bei der Scheinwerferübung geht es um eine veränderte Wahrnehmung. Allerdings soll hier nicht die gedankliche Bewertung von Ereignissen verändert werden. Es geht vielmehr um den Einfluss auf unsere Sinneswahrnehmungen.

Stell dir vor, in deinem Inneren befände sich eine Art Scheinwerfer, ich nenne ihn „Aufmerksamkeitsscheinwerfer", der in unterschiedliche Richtungen eingestellt werden kann. Manchmal verstellt er sich zwar unbewusst, aber wir können den Fokus und die Richtung des Scheinwerfers aktiv wieder neujustieren.

Wenn wir gerade verunsichert sind oder uns in einer ängstlichen und bedrückten Stimmung befinden, ist unsere innere Aufmerksamkeit sehr stark auf Beängstigendes und Bedrohliches fixiert. Manchmal kann man gar nicht mehr ausmachen, was hier zuerst geschah: Haben wir auf das Beängstigende und Bedrohliche geschaut und uns dadurch die Stimmung „vermiest" oder war unsere Stimmung schon aus anderen Gründen schlecht und wir haben infolgedessen unsere Aufmerksamkeit verstärkt auf das Negative gerichtet? Beides ist möglich.

In beiden Fällen können wir aber den „Aufmerksamkeitsscheinwerfer" aktiv wieder in eine andere Richtung lenken. Wie das konkret aussehen kann, soll das folgende Beispiel illustrieren:

> *Frau H. (29) sitzt in einem Bewerbungsgespräch drei Personen gegenüber. Die eine Person, der oberste Chef des Unternehmens, hat stechend blaue Augen, welche Frau H. an ihren Vater erinnern, der sie über Jahre regelmäßig und heftig geschlagen hat. Als sie diese Ähnlichkeit wahrnimmt, stockt ihr der Atem, der Kopf scheint wie leer, ihr Herz beginnt schneller zu schlagen. Sie hat Angst, jetzt zu versagen, was ihren Zustand nur verschlimmert. Sie merkt, dass sie wie gelähmt diese für sie bedrohlichen Augen fixiert. Sie versucht, ihren inneren „Aufmerksamkeitsscheinwerfer" ganz bewusst auf den Mund des Chefs zu richten, wenn er mit ihr spricht, statt ihm direkt in die Augen zu schauen. Als sie merkt, dass dies einigermaßen gelingt, spürt sie, wie die Angst erträglicher wird und der Puls sich nicht weiter beschleunigt. Sie bleibt zwar angespannt, kann sich jedoch einigermaßen gut präsentieren.*
>
> *Der Chef von Stefan neigt zu cholerischen Ausbrüchen. Diese triggern Stefan: Er fühlt sich dann so gestresst und hilflos wie in einer vergangenen Situation, in der ihn ein alkoholisierter Mann auf offener Straße erst verbal und dann tätlich angegriffen hat. Wenn sein Chef mal wieder in Fahrt kommt, hat Stefan sich angewöhnt, nicht auf sein zorniges Gesicht zu schauen, sondern sich auf das Outfit des Chefs zu fokussieren.*

Seit Christine in der Straßenbahn von einem Mann belästigt wurde, hat sie große Probleme damit, wenn beim Straßenbahnfahren Menschen direkt neben ihr sitzen. Diese Angst verstärkt sich, wenn sie auf die dicht nebeneinanderstehenden Füße oder Beine sieht. Sie hat sich deshalb angewöhnt, ganz bewusst aus dem Fenster zu schauen.

Reframing und Scheinwerferübung sind zwei Methoden, um die Gefühlslage im Alltag zu verbessern: weg von negativer bzw. depressiver Gefühlslage hin zu einer positiven, annehmenden und entspannten Haltung. Man könnte auch sagen, es ist aktives Antidepressionstraining. Auf der Ebene der neuronalen Netzwerke aktivieren wir durch die veränderte Einstellung unseres inneren Aufmerksamkeitsscheinwerfers andere Netzwerke, die sich positiv auf unsere Stimmung auswirken.

4.3.3 Basis-Skill 3: Glücksinseln schaffen – die „To-enjoy"-Liste

Wir alle kennen sie: die nervigen und oft bedrückenden To-do-Listen, die uns das Leben erleichtern sollen, uns aber vor allem den Berg an Arbeit, der vor uns liegt, deutlich machen. Es ist durchaus sinnvoll, sich sowohl im Beruflichen als auch im Privaten die Dinge, die anliegen, (zumindest gelegentlich) zu notieren. Aber wo bleibt das Gegengewicht zu all den Pflichten und Aufgaben?

Ich möchte anregen, regelmäßig „To-enjoy"-Listen zu schreiben. Ich versichere dir, dass allein schon das Erstellen der Liste einen positiven Effekt auf deine Stimmung haben wird. Du kannst diese Liste gar nicht schreiben, ohne dass du dadurch nicht auch positive Netzwerke aktivierst. Wenn schon das Erstellen einer solchen Liste positiv wirkt, wie viel mehr wird es dann das konkrete Umsetzen im Alltag tun?

Wichtig ist, vor allem die kleinen, schnell umsetzbaren Dinge auf die Liste zu setzen, weil diese leichter in den Alltag zu integrieren sind. Besonders wertvoll werden deine Aufzeichnungen an Tagen, an denen es dir nicht gut geht. Solange wir im inneren Gleichgewicht und gut gestimmt sind, verfolgen wir automatisch jene Aktivitäten, die dazu beitragen, dass es uns auch weiterhin gut geht. Sind wir aber psychisch eher instabil und ist die Stimmung schlecht, fällt es uns wesentlich schwerer, angenehme Dinge zu tun. Wir haben weniger kreative Einfälle, sind weniger aktiv und hängen stärker Sorgen und Grübeleien nach. Gerade wenn wir es eigentlich am nötigsten hätten, gut zu uns zu sein, vergessen wir es. Dadurch können wir in eine regelrechte „Abwärtsspirale" geraten. Bevor das geschieht, müssen wir bewusst gegensteuern.

Um noch einmal zu unterstreichen, dass es sich um ganz normale Alltagsdinge handeln kann, hier ein paar Anregungen für deine To-enjoy-Liste:

Die „To-enjoy-Liste" für zu Hause
- Ein warmes Bad mit besonderem Duft nehmen
- Teezeremonie abhalten
- Kaffeezeremonie – Lieblingskaffeesorte in Ruhe zubereiten
- Etwas besonders Leckeres kochen
- Lieblingskuchen backen (Wohnung mit dem Duft füllen)
- Mit Freundin länger telefonieren
- Zur Lieblingsmusik in der Wohnung tanzen
- Intensiv mit Haustier beschäftigen
- Um Pflanzen kümmern
- Etwas Blühendes auf den Tisch stellen
- Gymnastik machen
- Entspannungs-CD hören
- Eine Stunde in der Lieblingszeitschrift blättern
- Urlaubsbilder anschauen
- (Mandala) malen
- Musizieren
- Lieblingsmusik hören
- …

To-enjoy-Liste für Aktionen außerhalb
- Ins Lieblingscafé gehen
- Im Park spazieren gehen
- Joggen / walken
- Fahrrad fahren
- Eine schöne Postkarte kaufen
- Besuch im Zoo / Tierpark
- …

Es versteht sich von selbst, dass wir nicht Dinge wählen sollten, die neue Probleme schaffen oder bestehende verstärken können. Seien wir ehrlich zu uns selbst und lassen alles weg, was irgendwie auch nur im Ansatz ein Suchtpotenzial in sich birgt. Aus diesem Grund sollten wir Alkohol, Tabak oder Drogenkonsum nicht einsetzen, um die Stimmung zu heben. Beim Thema Essen kann es sehr unterschiedlich sein. Wer keine Gewichtsprobleme hat, kann sich als To-enjoy-Aktion ruhig mal ein Stück Sahnetorte gönnen. Wer mit den Pfunden kämpft, sollte lieber öfter auf etwas anderes ausweichen, darf sich aber durchaus auch mal etwas Leckeres gönnen, was sonst vielleicht eher nicht auf dem Essensplan steht.

Wenn du Fragen hast oder Erfahrungsberichte zu den Skills teilen möchtest, kannst du mir schreiben (praxis@alice-romanus.de). Ich freue mich auf den Austausch mit dir!

4.3.4 Basis-Skill 4: der Notfallkoffer

Die bisher beschriebenen Skills kannst du nur anwenden, wenn du innerlich einigermaßen sortiert bist und klar denken kannst. Sie wirken nicht in Notfällen, in denen dein Stress dich „über die rote Linie" (vgl. auch Seite 79) bringt, sodass du keinen klaren Gedanken mehr fassen kannst. In solchen Situationen gelingt es einem kaum noch, irgendwelche „Denkstrategien" anzuwenden. Ab einem bestimmten Stress- bzw. Spannungsniveau sind „mentale Strategien" nicht mehr „greifbar".

Je mehr die Spannung steigt, desto schwieriger wird das Anwenden von Methoden wie „Trösten des inneren Kindes" / „Visitenkarte", Reframing oder „Scheinwerferübung". Bei sehr hoher Spannung muss oft über die Sinne ein starker Reiz gesetzt werden. Du bist dann so in deinem „Traumafilm" gefangen, dass du etwas brauchst, das dich wieder „herausreißt" bzw. den inneren Film abschaltet. Nur so kann die Abwärtsspirale unterbrochen werden, die z. B. die Stimmung nach unten abgleiten oder die Spannung nach oben eskalieren lässt.

Der Notfallkoffer enthält eine ganze Reihe von Gegenständen, die einen starken Reiz darstellen. Am ehesten lässt sich die (gute) Wirkung der starken Reize damit erklären, dass sie wie ein sogenannter Separator wirken. Dieser Begriff findet sich sowohl in der Hypnotherapie als auch im Neurolinguistischen Programmieren (NLP) und beschreibt ein Ereignis, welches so stark ist, dass es den gerade bestehenden Gefühlszustand unterbricht und somit das Umschalten in einen anderen Zustand ermöglicht. Der Separator ist wie ein „Paukenschlag", der die bisherige (Gefühls-)Melodie abrupt beendet und eine andere Einstimmung vorbereitet.

Die Grundausstattung des Notfallkoffers sieht wie folgt aus:

- Ammoniak-Ampullen (speziell hergestellt für Zustände, in denen du nicht mehr ganz präsent bist; mehr dazu unter „Umgang mit Dissoziation", Seite 75)
- Stark reizende Kaugummis oder Minzbonbons setzen einen starken Geschmacksreiz
- Fingerakupunkturring – diesen zu bewegen setzt einen leichten Schmerzreiz
- Haushaltsgummis können um das Handgelenk gelegt werden, das Ziehen und Loslassen setzt einen leichten Schmerzreiz
- Kleiner Igelball – diesen zu drücken ist wie eine feste Handmassage
- „Zauberknete" – das Durchkneten dieser Knete, die nicht austrocknet, baut Spannung ab.
- Kleine Karteikarten mit Notfallnummern (von Freunden, Verwandten, Therapeuten, einer Klinik) und mit hilfreichen Sätzen, welche du dir selbst überlegst oder die in den Therapiestunden erarbeitet wurden

Du kannst deiner Kreativität freien Lauf lassen und diesen Notfallkoffer mit Dingen erweitern, die dir in schwierigen Situationen helfen können. Aber eine „Grundausstattung" hilft zu Beginn erst einmal dabei, Dinge auszuprobieren und kennenzulernen, um dann möglicherweise noch eigene Ideen hinzuzufügen. Ein Exemplar des Notfallkoffers habe ich in der Praxis. Ich führe ihn in einer Therapiestunde vor und lasse ihn dann auch ausprobieren.

In der Therapie kannst du dann auch besprechen, was aus deinem Notfallkoffer wie wirkt und was du noch ausprobieren könntest.

Es ist auf jeden Fall gut, wenn du einen „Notfallkoffer" zu Hause hast. Viele Betroffene finden es auch sehr hilfreich, ein Mini-Notfalltäschchen für unterwegs zu haben. Dazu kannst du zum Beispiel einen kleinen Kulturbeutel nehmen, den du im Rucksack oder in der Handtasche mit dir trägst.

Wie bei allen anderen Skills geht es auch hier darum, wieder die Erfahrung zu stärken, dass du immer etwas tun kannst, damit unangenehme oder unaushaltbare Zustände erträglicher werden.

Umgang mit Dissoziationen

Eine ganz spezielle, häufig vorkommende Folge einer traumatischen Erfahrung sind die sogenannten Dissoziationen. Dabei handelt es sich um Zustände, in denen man sich „nicht ganz da" fühlt. Andere Umschreibungen sind „wie betäubt", „wie im Nebel", „neben mir" oder auch „abgeschaltet" und „eingefroren".

Solche Zustände sind darauf zurückzuführen, dass dein Organismus in einer traumatischen Situation versucht, durch „Abschalten" möglichst wenig von dem Geschehen mitzubekommen. Das macht Sinn und schützt dich. Kehren solche Zustände jedoch immer wieder, auch wenn das Trauma vorbei ist, dann kann das sehr unangenehm sein und deinen Alltag massiv stören. Deswegen ist es gut, wenn du ein paar „Techniken" kennst, mit deren Hilfe du dich aus diesem dissoziierten Zustand wieder herausbringen kannst. Solche Techniken heißen „Dissoziations-Stopp-Techniken". Da man Dissoziationen als einen Zustand beschreiben kann, in dem man die Orientierung in der Realität, den Bezug zum Hier und Jetzt, verloren hat, bezeichnet man das Herauskommen aus der Dissoziation als „Reorientierung."

Ich unterscheide dabei Techniken, die durch Fokussierung helfen, sich wieder zu orientieren (sogenannte kognitive Reorientierung), von Techniken, die durch *„Verwirrung"* helfen, sich neu zu sortieren (sog. Irritationstechniken). Letztere Technik kannst du allerdings nicht alleine machen, weil du jemand brauchst, der dir Fragen stellt. Daneben gibt es auch Techniken mit *Körperkontakt.* Auch dazu brauchst du am besten ein vertrauenswürdiges Gegenüber, das in die Problematik eingeweiht ist und dir bei der Ausführung hilft. Allerdings gibt es auch Körperübungen, die du alleine umsetzen kannst. Für beide Varianten findest du im Folgenden Beispiele.

Es kann sein, dass es dir auch bei der ersten Technik, der kognitiven Reorientierung, nicht (immer) gelingt, sie umzusetzen. Werte dies nicht als Misserfolg, sondern höchstens als Ausdruck mangelnder Übung und Routine. Du kannst in der Therapie Hilfestellung bekommen, bis es dir leicht gelingt, es auch alleine anzuwenden.

Kommen wir also nun zu den Techniken der Reorientierung:

Reorientierung durch Fokussierung

Eine gute Möglichkeit, durch Nachdenken die Orientierung wiederzugewinnen ist die 5-4-3-2-1-Technik. Du kannst zum Beispiel versuchen, fünf „schwarze Gegenstände hier im Raum" zu suchen, anschließend „vier rote Gegenstände hier im Raum" usw. Nach diesem Prinzip wird fortgefahren, bis du bei 1 angelangt bist. Durch die aufmerksame Beobachtung der Umgebung verbunden mit dem Zählen gewinnst du deine Orientierung zurück.

Reorientierung durch Verwirrung

Eine weitere Option ist die **Irritationstechnik**: Dein Gegenüber kann zum Beispiel bewusst falsche Informationen geben, die irritieren sollen. Im Winter zum Beispiel die Aussage: „Heute ist es draußen sehr warm!"

Ebenso eignet sich ein falsches Datum oder ein falscher Ort. Hauptsache, du wirst durch die Irritation zum Nachdenken angeregt, wodurch sich eine Reorientierung im Hier und Jetzt anbahnen kann. Ich sage hier bewusst „kann", weil diese Methode nicht immer wirkt. Aber je öfter du eine dieser Techniken ausprobierst (bzw. ein anderer vertrauter Mensch mit dir austestet), umso höher die Chance, dass eine davon in einer Notfallsituation wirkt.

Reorientierung durch Körperkontakt

Bei dieser Technik ist es besonders wichtig, sie nur von zuverlässigen Vertrauenspersonen durchführen zu lassen, weil körperliche Berührung grundsätzlich „triggern" kann.

Am effektivsten ist die sogenannte *Arm-Schulter-Zieh-Technik*". Dabei drückt dein Gegenüber mit einer Hand sanft, aber spürbar, gegen deine Schulter und zieht mit der anderen Hand zugleich am gleichseitigen Arm (zu sich hin).

Dein Gegenüber kann dazu auch noch einen unterstützenden Satz sagen wie: „Alles, was zu sehr belastet, wird nach hinten geschoben, und alles, was jetzt hilft, nach vorne geholt."

Es gibt darüber hinaus noch einige andere Techniken mit körperlicher Berührung, die du für dich alleine machen kannst. Dabei reorientierst du dich, indem du mit deinen Fingern auf deine Nase und Stirn drückst. Zum Beispiel drückst du mit beiden Zeige- und Mittelfingern auf die Stirn sowie mit beiden Daumen auf die Nasenwurzel oder die Wangenknochen. Da es hier nicht wie bei der Akupressur darauf ankommt, auf welche Stelle gedrückt wird, sondern der Druck an sich den entscheidenden Impuls setzt, kann die genaue Stelle der Druckpunkte variiert werden.

Was du jetzt schon tun kannst

Basis-Skill 1: Trösten des Inneren Kindes / Visitenkarte

Du weißt jetzt, dass wir im Alltag manchmal mit unseren „früheren Erlebensschichten" bzw. inneren Kindern reagieren. Sensibilisiere dich dafür, indem du darauf achtest, in welchen Situationen du dafür anfällig bist.

Versuche, deinem „inneren Kind" gegenüber freundlich, liebevoll und voller Verständnis zu sein. Erinnere dich dann daran, wer du heute als erwachsener Mensch bist, und versuche, dich innerlich wieder in die erwachsene Position zu bringen. Dann kannst du angemessen reagieren und findest gute Lösungen für deine alltäglichen Herausforderungen.

Basis-Skill 2: Reframing / Scheinwerferübung

Hänge irgendwo in der Wohnung an einem Platz, auf den dein Blick oft fällt, einen leeren Rahmen auf. Dieser Rahmen soll dich daran erinnern, dass du nicht aufhörst, Reframing zu trainieren.

Basis-Skill 3: To-enjoy-Liste

Nimm dir am Wochenende Zeit, deine nächste Woche zu planen. Versuche, neben den To-Dos auch einige „To-Enjoys" einzuplanen. Wenn du sie umsetzt, dann achte darauf, welche positiven Aktivitäten die stärkste Wirkung auf deine Stimmung haben. So sammelst du wertvolle Erfahrungen. Je instabiler du dich fühlst, umso „sturer" plane die aufbauenden

Aktivitäten. Natürlich kannst du von einzelnen Aktionen keine Wunder erwarten, aber du wirst die Erfahrung machen, dass es dir danach ein kleines bisschen besser geht.

Basis-Skill 4: Notfallkoffer

Wenn du schon die Erfahrung gemacht hast, in eine „Abwärtsspirale" geraten zu sein, die vielleicht sogar gefährlich für dich geworden ist, dann stelle dir deinen persönlichen Notfallkoffer zusammen. Allein die Tatsache, ihn zu haben, kann beruhigend sein und helfen. Probiere verschiedene Elemente des Notfallkoffers aus und beobachte, was am besten wirkt. Wenn du unterwegs viele Ängste hast oder leicht getriggert wirst, kann auch ein kleines Notfalltäschchen dein Begleiter werden.

4.4 Big Five 4 – Raus aus der Achterbahn – mit dem „Stressregler" zu mehr innerer Balance

Ständige sich aufdrängende Erinnerungen an das Schreckliche, was geschehen ist; ein starker Drang, alles zu vermeiden, was mit dem Trauma in Verbindung steht; eine veränderte Gefühlslage; eine ständige „innere Alarmstimmung" – nicht nur das Trauma selbst, sondern auch die Folgen eines Traumas verursachen viel inneren Stress.

Vielleicht bist du verzweifelt und weißt gar nicht, wie du mit diesem Stress umgehen kannst. Vielleicht hast du die Hoffnung schon fast aufgegeben, etwas daran ändern zu können. Vielleicht hast du feststellen müssen, dass alles, was in deinem Leben vor dem Trauma geholfen hat, jetzt ohne Wirkung bleibt.

Mutmacher

Auch wenn es sich manchmal so anfühlt, als würdest du nach dem Trauma deinen inneren Stress gar nicht mehr kontrollieren können: Du kannst lernen, ihn wieder zu regulieren.

Der Stressregler kann dir bei der Regulierung deines Stressempfindens helfen. Der erste Schritt besteht darin, dass du wahrnimmst, wie genau sich der Stress bei dir äußert und auf welchem „Stressniveau" du dich befindest.

Der Stressregler ist eine Skala, mit der du dein inneres Stressniveau visualisieren kannst. Als optische Hilfe ist der Stressregler in drei Bereiche unterteilt (siehe Tabelle 4.2):

Im **„grünen Bereich" (Stresslevel 0–4)** befindest du dich im inneren Gleichgewicht. Hier findet eine ständige – meist unbewusste – Selbstregulierung statt, die das Verbleiben im grünen Bereich begünstigt. Es ist ein merkwürdiges Phänomen, dass wir in guter innerer Stimmung automatisch auch Dinge tun, die wir mögen und uns guttun, und uns so in der Balance halten, ohne darüber nachzudenken. Kleinere Stressoren, welche die Spannung zum Beispiel von 1 auf 3 bringen, werden abgefangen und reguliert.

Treten größere Stressfaktoren auf, erreichen wir den **gelben Bereich (Stresslevel 5–7)**. Hier sind wir schon unter Spannung, können aber durch aktives Regulieren noch das Überschreiten der „roten Linie" (Übergang von 7 auf 8) verhindern und uns dann allmählich wieder in den grünen Bereich herunterregulieren.

Der gelbe Bereich ist der eigentliche Regulierungsbereich. Hier gilt es, Strategien aktiv anzuwenden, um den drohenden Kontrollverlust im roten Bereich noch abzuwenden.

Wie du dich konkret wieder beruhigen kannst, wenn du im gelben Bereich bist, und so den Stresspegel wieder herunterregulierst, erfährst du im Folgenden.

Der **rote Bereich (Stresslevel 8–10)** ist durch zunehmenden Kontrollverlust gekennzeichnet.

Beim Übergang des Stresslevels von 7 auf 8 („rote Linie") nehmen deine Möglichkeiten, zu regulieren, stark ab und gehen bei weiterem Anstieg schließlich ganz verloren. Der Verlust von Kontrolle kann bei dir unterschiedliche Formen annehmen wie ausrasten, schreien, Gegenstände werfen oder auch zusammenbrechen, weinen, erstarren oder dich selbst verletzen. Sanftes Regulieren hilft hier nicht mehr, es gibt nur noch die Möglichkeit, dich in einer Art Notfallaktion aus der Situation zu retten. So eine „Rettungsaktion" kann zum Beispiel darin bestehen, den Raum zu verlassen, einen Streit abzubrechen oder zu vertagen. Oft läuft der Ausbruch aber auch „einfach" ab – und das hat mitunter sehr unangenehme Konsequenzen.

	Was passiert?		Was kann ich tun?
Roter Bereich		10	
		9	
		8	
Gelber Bereich		7	
		6	
		5	
Grüner Bereich		4	
		3	
		2	
		1	

Tabelle 4.2: Der Stressregler (Vorlage)

Auf der linken Seite des Stressreglers ist Platz zum Beantworten der Frage „Was passiert?".

Hier kannst du ganz genau beschreiben, was du mit den Sinnen wahrnimmst (z. B. Kloß im Hals oder Herzrasen). Dieses genaue Beobachten und Beschreiben ist der erste Schritt.

Wenn du dich im Alltag immer wieder fragst, wo und wie genau du deinen Stress wahrnimmst, setzt automatisch ein Lernprozess ein: Du lernst deinen Stress „zu lesen".

Und nicht nur das: Du bekommst auch ein Gespür dafür, welche Beobachtungen in deiner Seele und in deinem Körper auf welchem Stressniveau auftauchen. Dies ist sehr individuell, jeder Mensch reagiert anders. Wie es bei dir ist, kannst du nur selbst herausfinden.

Der zweite Schritt besteht darin zu prüfen, welche Strategien und Regulierungsversuche du bereits unternommen hast und mit welchem Erfolg. Wirksame Strategien werden auf der rechten Seite des Stressreglers („Was kann ich tun?") auf Höhe des entsprechenden Stresslevels notiert (z. B. aus dem Raum gehen, Verzögerung einbauen, auf den Atem achten etc.).

Die nächste Herausforderung besteht darin, dass du Ideen sammelst für neue Verhaltensweisen, die dir in ähnlichen Situationen ebenfalls helfen können. Hier sind deine Kreativität und Vorstellungskraft gefragt! Hast du eine Idee, dann probiere sie bei der nächsten Gelegenheit aus. Du kannst auch zu unterschiedlichen Alltagsthemen verschiedene Stressregler anlegen (z. B. einen zum Thema „Kinderbetreuung" und einen zum Thema „Partnerschaftskonflikte").

Das empfiehlt sich vor allem dann, wenn du feststellst, dass du in unterschiedlichen Bereichen ganz anders reagierst und auch ganz andere Lösungen brauchst.

Mein Tipp:

Kopiere den Stressregler und male die entsprechenden Bereiche in den Farben grün, gelb und rot an. Markiere die Linie zwischen sieben und acht mit einem dicken roten Stift. Dann suche eine typische Stressreaktion heraus, die du vielleicht sogar häufig erlebst. Gib ihr einen Namen, den du oben auf das Blatt schreibst (z. B. „Streit mit Partner über Haushaltsaufteilung" oder „abendlicher Stress beim Zubettbringen des Kindes").

Trage dann links unter der Rubrik „Was passiert?" alles ein, was du bisher bei dir in diesen Situationen beobachtet hast (z. B. aufsteigende Wut, Herzrasen, feuchte Hände, lauter werdende Stimme). Rechts unter „Was kann ich tun?" trage ein, was sich als Maßnahme zur Bewältigung der Stresssituation schon bewährt hat. Dann überlege, was du zusätzlich ausprobieren könntest, um die herausfordernde Situation zukünftig noch besser zu bewältigen.

Der Stressregler kann dir auch dabei helfen einzuschätzen, wie stabil du im Allgemeinen in deinem Alltag bist. Du kannst dir die Frage stellen, zu wie viel Prozent des Tages du dich im grünen und im gelben Bereich befindest und wie oft (täglich oder wöchentlich) du die rote Linie überschreitest.

Wenn wir eine einigermaßen gute Stabilität und innere Balance haben, bewegen wir uns zu mindestens drei Viertel im grünen und den ersten beiden Stufen des gelben Bereichs. Mit anderen Worten: Wir sollten die überwiegende Zeit unseres Alltags von uns sagen können „Ich fühle mich ausgeglichen“. Sind wir jedoch oft im hochgelben oder gar roten Bereich und nur kurz oder gar nicht mehr in der grünen Zone, dann besteht Handlungsbedarf!

Verharren wir dann weiter in dieser Stresszone, drohen ernst zu nehmende Erkrankungen. Je länger wir uns hier „aufhalten“, desto höher ist das Risiko, eine Depression oder ein Burn-out zu entwickeln.

Als Erstes gilt es also, deine Sensibilität für dein aktuelles Stressniveau zu entwickeln. Dazu kannst du dir mehrmals am Tag die Frage stellen: „Auf welchem Stressniveau bin ich gerade?“ Ich nenne das gerne „den seelischen Puls fühlen“. Im Laufe der Zeit entwickelst du ein Gespür dafür, wie es sich – auch körperlich – anfühlt, wenn du auf einem bestimmten Stressniveau bist. Jeder hat sein ganz persönliches „Stressorgan“: Manche reagieren stark mit Magenbeschwerden auf Stress, andere wiederum mit Muskelverspannungen und -schmerzen, wieder andere mit Hautveränderungen. Auch die allgemeine Gestimmtheit verändert sich unter Stress bei jedem unterschiedlich. Manche reagieren mit Aggression, manche mit Überforderungsgefühlen, andere wiederum mit Traurigkeit oder Angst.

Erkennst du dich in einer der Beschreibungen wieder? Hast du für dich herausgefunden, wie dein Körper und deine Seele auf Stress reagieren, kannst du dein Stressniveau besser einschätzen und auch besser regulieren.

Damit das Ganze nicht zu theoretisch bleibt, möchte ich dir von zwei Beispielen berichten:

> *Heike (29) ist Mutter einer dreijährigen Tochter und halbtags in der Altenpflege tätig. Sie erlebt ihren Alltag als sehr anstrengend, beruhigt sich aber immer wieder selbst, indem sie sich sagt: „Das muss wohl so sein, es geht wohl nicht anders, wenn man ein Kind hat.“*
>
> *Als sie anfängt, mehrmals am Tag ihr inneres Stressniveau einzuschätzen, stellt sie fest, dass sie sich mehr als die Hälfte des Tages im roten Bereich oder zumindest in der Nähe der „roten Linie“ befindet. Sie ist erschrocken darüber und beschließt gemeinsam mit ihrem Mann eine Umverteilung der Aufgaben und Zuständigkeiten.*

Jörg (31) ist vor einem Jahr als Mitarbeiter in ein florierendes Start-up-Unternehmen eingestiegen. Es gibt sehr viel zu tun und er macht oft Überstunden. Da er erlebt hat, wie sein Vater im Alter von 50 Jahren in ein Burn-out geraten war und frühberentet wurde, macht er sich Sorgen um sein eigenes Erkrankungsrisiko. Durch das Beobachten seines inneren Stressniveaus stellt er jedoch fest, dass er sich sehr selten im roten Bereich befindet und sein Spannungslevel auch bei der Arbeit meist nur bei 4–6 liegt. Dass er seinen Arbeitsweg mit dem Fahrrad zurücklegt, hilft ihm dabei, von der Arbeit abzuschalten und den Kopf frei zu bekommen.

In diesen Beispielen ist das Ergebnis recht eindeutig. Vielleicht auch unrealistisch eindeutig? Wenn du beim „Fühlen deines seelischen Pulses“ zu einem eher unklaren Ergebnis kommst, musst du nicht beunruhigt sein. Du wirst, wenn du deinen inneren Stress immer wieder beobachtest, im Laufe der Zeit ein Gespür dafür entwickeln, wo du stehst.

Selbstmanagement mit dem Stressregler

Wie eben dargestellt, kann dir der Stressregler helfen, den inneren Spannungszustand und damit auch dein allgemeines Wohlbefinden besser einzuschätzen.

Er dient aber nicht nur der Standortbestimmung, sondern kann von dir auch als eine Art Trainingsinstrument benutzt werden. Dabei interessiert uns vor allem der gelbe Bereich. Dieser Bereich ist nämlich der Regulationsbereich. Wir können lernen, uns, sobald wir uns in diesem Bereich befinden, wieder in den grünen Bereich herunterzuregulieren oder zumindest aktiv zu verhindern, dass wir die „rote Linie“ zwischen Level 7 und 8 überschreiten.

Es geht hierbei nicht darum, dass du immerzu „die Ruhe selbst“ sein musst. Und eines ist klar: Wir werden es selbst mit größter Anstrengung nicht schaffen, solche „Linienüberschreitungen“ gänzlich zu vermeiden. Wichtig ist die Zielrichtung, das ehrliche Bemühen um ein gutes Stressmanagement. Und wenn es dann doch mal wieder passiert ist, übernimm die Verantwortung für deinen „Vulkanausbruch“. Niemand außer uns selbst ist dafür verantwortlich, dass wir die rote Linie überschreiten. Das Argument „Du hast mich provoziert!“ gilt weder in Partnerschaften noch zwischen Eltern und Kindern.

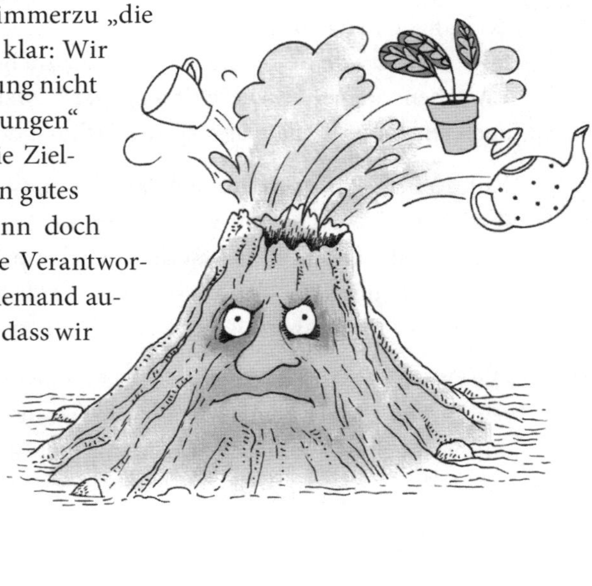

Warnhinweise erkennen

Was kannst du also konkret tun, um Abstand von der „roten Linie“ zu bekommen und möglichst bald wieder in den ausgeglichenen Zustand zurückzukehren?

Starke und wenig kontrollierbare innere Spannungszustände erleben wir meist als plötzlich auftretend, unvorhersehbar und überwältigend. Schaut man jedoch genauer hin, weisen auch sie einen klaren An- und Abstieg der Intensität auf. Dass dies nicht wahrgenommen wird, hängt mit der Schnelligkeit des Intensitätsanstiegs zusammen. Könnten wir unser Gefühlserleben in Zeitlupe wahrnehmen, würde das An- und Absteigen der Spannung sichtbar und fühlbar werden. Deine Chance besteht also darin, das, „was da so schnell hochschießt“, in Gedanken zu verlangsamen, um es wahrnehmen, besser verstehen und somit gut regulieren zu können. Das Augenmerk liegt, wie schon erklärt, auf den Regulierungsmöglichkeiten im gelben Bereich. Dieser Bereich, der von uns am wenigsten explizit wahrgenommen wird („Ich bin immer gleich auf 180!“), ist der wichtigste. Er muss regelrecht entdeckt und erforscht werden, damit die Einflussmöglichkeiten wachsen.

Eine gute Möglichkeit, dies zu tun, ist, dir nach Krisensituationen, Ausrastern oder Zusammenbrüchen die erlebte Szene noch einmal auf einem imaginierten Bildschirm in Zeitlupe anzuschauen, um dann durch genaues Beobachten den Anstieg der Spannung zu entdecken.

Überlege, in welcher Situation du zuletzt die rote Linie überschritten hast. Versuche, die Szene wie einen kleinen Film vor deinem inneren Auge zu betrachten.

Dann schau dir die gleiche Szene noch einmal in Zeitlupe an. Achte dabei auf Hinweise, an denen du erkennen kannst, dass etwas eskaliert, dass die Spannung ansteigt und die Situation aus dem Ruder läuft. Dabei kannst du erstaunliche Entdeckungen machen. Gestik, Mimik, Worte, Handlungen, Lautstärke und andere Details bei Zeitlupe betrachtet machen deutlich, dass es bei dem „von 0 auf 100“ doch Zwischenstufen gibt. Diese Erkenntnis ist wertvoll, denn jede Eskalationsstufe stellt auch eine potenzielle Ausstiegsmöglichkeit dar.

Nun zu den Warnhinweisen: Alles, was du an dir beim Durchlaufen der Spannungslevel bzw. Eskalationsstufen wahrnimmst, kann als „Frühwarnzeichen“ nützlich sein. Einmal erkannt, kannst du sie dir einprägen, um in ähnlichen Situationen auf sie zurückzugreifen. Auf diese Weise kannst du aktiv etwas dafür tun, den Stress wieder herunterzuregulieren, bevor du die rote Linie überschreitest.

Die Chance besteht darin, dich selbst intensiv zu „erforschen“, damit du deine Stressreaktionen immer genauer wahrnimmst und kennenlernst. Nur wenn das gelingt, können auch Maßnahmen greifen, die dich aus dem „Gefahrenbereich“ herausholen.

Vielleicht hast du beim Lesen dieses Textes und beim Erinnern spannungsreicher Situationen ein Unwohlsein verspürt. Das ist verständlich. Wir haben nämlich die Neigung, genau diese Situationen, die uns an unsere Grenzen bringen, zu vermeiden und Erinnerungen daran schnell wieder zu verdrängen. Es ist unangenehm, sich damit auseinanderzusetzen. Doch es lohnt sich trotzdem! Weil unser Erfolg oder Misserfolg im Umgang mit solchen Stresssituationen großen Einfluss auf unser Wohlbefinden im Alltag bzw. unsere allgemeine Lebenszufriedenheit hat.

Das nun folgende Beispiel soll dir einen Eindruck davon vermitteln, wie die Arbeit mit dem Stressregler aussehen kann.

Frau Z. (31) ist Mutter von zwei Kindern (zwei und vier Jahre) und befindet sich in Elternzeit. Ihr Mann unterstützt sie nur wenig bei der Erziehung der Kinder. Sie hat große Mühe, ihre Stimmung stabil zu halten, und steht oft massiv unter Druck. Wenn die innere Anspannung zu stark steigt, hat sie sich nicht mehr unter Kontrolle und schreit ihre Kinder an, was ihr hinterher leidtut. Früher rutschte ihr auch manchmal die Hand aus, seit der Geburt des zweiten Kindes ist ihr das aber nicht mehr passiert. Der Vater von Frau Z. war Alkoholiker. Streit und körperliche Gewalt waren in der Familie an der Tagesordnung. Gerade deshalb möchte sie es bei ihren Kindern anders machen. Sie hat jedoch große Angst vor einem „Rückfall". Neben den starken Stimmungsschwankungen ist dies der Grund dafür, dass sie Hilfe sucht.

Nach der Erläuterung des grünen, gelben und roten Spannungslevels anhand des Stressreglers suchten wir eine typische Alltagssituation heraus, in welcher sie gegenüber den Kindern regelmäßig grob und unangemessen laut wurde. In diesem Fall war es das abendliche Waschen, Umziehen und Zubettbringen. Wir klärten, was auf der Gefühls-, Gedanken- und Körperebene passierte, wenn die Spannung *stieg*. Anfangs gelang es ihr kaum wahrzunehmen, dass die Spannung tatsächlich steigt, weil sie den Eindruck hatte, sie sei sofort „auf 100". Bei genauerer Betrachtung gelang es ihr aber immer besser, die Veränderungen wahrzunehmen.

In einem zweiten Schritt entwickelte sie dann Ideen, was sie aktiv tun könnte, um die Spannung (vor allem im gelben Bereich) wieder etwas herunterzuregulieren. Die Beantwortung der Frage, ob denn schon einmal etwas geholfen habe, machte ihr bewusst, dass sie durchaus bereits erfolgreich reguliert hatte. Diese wirksamen Strategien waren: den Raum verlassen, mit den Kindern ruhig und auf Augenhöhe sprechen, Belohnungen oder Konsequenzen ankündigen sowie die Kinder zum gemeinsamen Spiel animieren. Im Laufe der Zeit hatte sie diese allerdings wieder aus dem Blick verloren.

Manchmal werden Strategien ausprobiert, die wieder verworfen werden müssen, weil sie in der Praxis nicht funktionieren (das Miteinbeziehen des Mannes half Frau Z. zum Beispiel nicht zuverlässig, weil der sich manchmal eher eskalierend verhielt). Hier gilt: Versuch macht klug. Im Laufe der Zeit wird es auch dir gelingen, Strategien zu entwickeln, um Stresssituationen besser zu regulieren. Frau Z. halfen ihre (wiederentdeckten) Strategien enorm, wodurch auch die Kinder stark profitierten und infolgedessen ruhiger wurden.

Der ausgefüllte Stressregler von Frau Z. ist in Abbildung 4.2 dargestellt.

Wenn du demnächst einmal wieder einen stressigen Tag hinter dich gebracht und eventuell sogar die „rote Linie" überschritten hast, dann reflektiere, was sich wie genau abgespielt hat. Stell dir das ganze Geschehen in Zeitlupe vor. Entwickele im Nachhinein Ideen, an welcher Stelle du dich anders und effektiver hättest regulieren können. Dadurch knüpfst du in deinem Gehirn ein neues neuronales Netzwerk und die Wahrscheinlichkeit wächst, dass du beim nächsten Mal diese Verbesserungsidee umsetzen kannst.

Was du jetzt schon tun kannst

Du kannst dir unter ↗ http://www.seelenworkout.de den Stressregler ausdrucken und die entsprechenden Bereiche in den Farben Grün, Gelb und Rot anmalen. Markiere die Linie zwischen sieben und acht mit einem dicken roten Stift. Dann denke an eine typische Stressreaktion, die du vielleicht sogar häufig erlebst. Gib ihr einen Namen und schreibe diesen oben auf das Blatt (z. B. „Streit mit Partner über Aufteilung der Arbeit im Haushalt" oder „abendlicher Stress beim Zubettbringen des Kindes").

Trage dann links in die Spalte „Was passiert?" alles ein, was du bisher bei dir in diesen Situationen beobachtet hast (z. B. aufsteigende Wut, Herzrasen, feuchte Hände, lauter werdende Stimme). Rechts unter „Was kann ich tun?" trage ein, was sich als Maßnahme zur Bewältigung der Stresssituation schon bewährt hat. Dann überlege, was du zusätzlich ausprobieren könntest, um die herausfordernde Situation zukünftig noch besser zu bewältigen.

Zusatztipp:

Es gibt auch einen Stressregler in Miniformat. Du kannst ihn dir unter www.seelenworkout.de herunterladen und z. B. als Lesezeichen verwenden. Dann hast du ihn immer vor Augen und wirst daran erinnert, von Zeit zu Zeit zu checken, auf welchem Spannungsniveau du dich befindest. Je öfter du das tust, desto besser wird deine Selbsteinschätzung.

Was passiert?		Was kann ich tun?
Schlag auf den Po (bis vor ca. zwei Jahren, heute nicht mehr)	10	
ich schreie die Kinder an	9	
Unruhe, „es brodelt in mir“, schimpfe immer lauter	8	kurz in den Nebenraum gehen, bewusst atmen
ich möchte nur noch alleine sein, Wut auf die Kinder	7	mit den Kindern ruhig und auf Augenhöhe sprechen
ablehnendes Gefühl den Kindern gegenüber	6	
fühle mich kalt, gefühllos, kein warmes Gefühl für die Kinder	5	Belohnung für Kinder in Aussicht stellen oder Konsequenzen ankündigen
	4	Kinder meinem Mann überlassen
Selbstmitleid, verkriechen wollen	3	Kinder zum gemeinsamen Spiel animieren
immer stärkerer Druck auf der Brust	2	gemeinsam kurz nach draußen gehen (wenn es noch nicht zu spät ist)
schlechte Stimmung, Druck auf der Brust	1	

Abbildung 4.2: Stressregler von Frau Z.

4.5 Big Five 5: Wer bin ich und wie viele? Persönlichkeitsfacetten und innere Vielfalt

Beim fünften der Big Five geht es darum, uns selbst besser kennenzulernen. Ziel dabei ist, dass du mehr Verständnis für dich selbst entwickelst und dich dadurch auch besser liebevoll annehmen kannst.

Wenn wir ehrlich sind, müssen wohl die meisten von uns zugeben, dass wir ziemlich mit der Selbstannahme kämpfen. Das hängt zum einen oft damit zusammen, dass wir vielen kritischen Stimmen in unserer Kindheit ausgesetzt waren. Zum anderen haben wir manches belastende oder frustrierende Ereignis noch nicht ganz verarbeitet, es schmälert unser Selbstwertgefühl.

Ein traumatisches Erlebnis kann ganz besonders massive Folgen für dein Selbstwertgefühl haben. Du kannst dich in deinem Selbstwert regelrecht erschüttert fühlen. Das hat zur Folge, dass du so voller Selbstzweifel bist, dass du dir sogar selbst die Schuld an dem Trauma gibst oder immer wieder deinen vermeintlichen Anteil am Geschehen suchst. Selbst wenn alle Menschen in deiner Umgebung dir versichern, dass du dafür nicht verantwortlich bist, kann es sein, dass du dich trotzdem schuldig fühlst.

Es kann passieren, dass dir durch die traumatische Erfahrung negative Gedanken über dich selbst „eingeimpft" worden sind, die du dann immer wieder denkst und von denen du nicht loskommst. Solche Gedanken können zum Beispiel sein:

- Ich bin ein Versager, weil ich es nicht verhindern konnte!
- Ich hätte besser aufpassen müssen, dann wäre nichts passiert!
- Ich hätte mich wehren müssen!
- Ich bin verachtenswert, sonst hätte mir man das nicht angetan!
- …

Wenn solche negativen Meinungen von dir selbst dich in Beschlag nehmen, leidet dein Selbstwertgefühl stark darunter. Du glaubst deinen Gedanken und nimmst sie für bare Münze. Ich beschreibe dir dieses Phänomen jedoch, damit du erkennst, dass diese negativen Gedanken eine Traumafolge sind und nicht der Realität entsprechen.

Mutmacher

Wenn du nach einem Trauma bei dir selbstvernichtende Gedanken bemerkst, mache dir klar: Das ist eine typische Auswirkung eines Traumas und nicht die Realität. Die weitere Verarbeitung (evtl. durch eine Therapie unterstützt) wird dir helfen, dein Selbstwertgefühl wieder aufzubauen.

Letztendlich dienen alle Übungen, die ich dir im Rahmen der Big Five vorstelle, dazu, dein durch das Trauma erschüttertes Selbstwertgefühl neu zu stärken.

Mache dir bewusst, wie viele unterschiedliche Seiten du hast. Man spricht auch von verschiedenen Charakterzügen. In der Psychologie nennet man sie „Persönlichkeitsanteile". Gerade in Phasen von Verunsicherung und Selbstzweifeln kann das helfen, sich selbst besser zu verstehen und zu akzeptieren. Dir kann bewusster werden, dass die Traumaerfahrung nur „ein Teil" von dir ist, es aber viele andere Persönlichkeitsanteile gibt, die davon nicht oder nur wenig betroffen sind. Diese Erkenntnis ändert auch dein emotionales Erleben. Du gelangst von einer „Ich-bin-komplett-zerstört-durch-das-Trauma"-Haltung zu: „ein Teil von mir leidet sehr unter dem Trauma, aber es gibt auch andere Bereiche meiner Persönlichkeit, die heil, ganz und lebensfroh sind."

Diesen Umstand bestätigt auch die Wissenschaft. Erinnerst du dich noch an die Beschreibung der „neuronalen Netzwerke" (siehe Abschnitt 3.3)? Alle deine Erfahrungen – sowohl die „normalen" als auch die traumatischen – sind in solchen neuronalen Netzwerken gespeichert. Denkst du gerade intensiv an ein traumatisches Erlebnis, dann „feuert" das damit zusammenhängende Netzwerk. Ist aber gerade ein ganz anderes Netzwerk aktiv, hat die traumatische Erfahrung wenig oder keinen Einfluss auf dich. Man spricht in diesem Zusammenhang auch von unterschiedlichen „Ego States" („Selbst-Zustände"). Die Wahrnehmung unserer eigenen Person zu einem bestimmten Zeitpunkt wird immer geprägt von dem „Ego State", der gerade aktiviert ist. So kannst du dir erklären, dass du dich mal kompetent, mal unfähig, mal selbstsicher, mal verunsichert, mal wertvoll und mal wertlos fühlst.

Die unterschiedlichen Anteile können auch noch anders veranschaulicht werden: Stelle dir vor, dein Innenleben wäre wie eine „innere Bühne." Die unterschiedlichen Selbstanteile sind wie „Akteure". Zu einem definierten Zeitpunkt betreten die einen die Bühne, während andere hinter der Bühne auf ihren Einsatz warten. So gibt es die Hauptdarsteller, Persönlichkeitsanteile, die auf der Bühne sehr dominant sind und häufig auftreten, weil sie für die Bewältigung des Alltags wichtig sind. Andere sind eher Nebendarsteller und tauchen nur gelegentlich auf.

Es gibt zudem verletzte oder auch verletzende Anteile, die in Krisenzeiten plötzlich auf der Bühne sind und uns daran hindern, unseren Alltag gut zu bewältigen.

Als seelisch gesund gilt, wer sich in einem möglichst hohen Maße seiner Vielfalt bewusst ist. Wenn ich weiß, dass ich zwar nach außen sehr sachlich und kontrolliert wirke und auch tatsächlich so sein kann, aber in anderen Situationen sehr emotional reagiere, erlebe ich meine innere Vielfalt bewusst. Dadurch lege ich mich nicht auf eine bestimmte Rolle fest, ich zwänge mich nicht in ein Korsett oder versuche, einem bestimmten Bild oder den Vorstellungen anderer zu genügen. Ich erlaube mir, flexibel zu reagieren und immer wieder unterschiedliche Facetten meiner Persönlichkeit zu zeigen.

Stelle dir immer wieder die Frage, welche inneren Anteile heute besonders aktiv waren. Hast du eine neue Seite an dir entdeckt? Hat dich ein Feedback von anderen erstaunt? Oder vielleicht sogar verärgert? Manchmal sind es gerade solche irritierenden Feedbacks von anderen, die Seiten von uns sichtbar machen, die wir lieber nicht wahrhaben wollen. Doch: Habe Mut zur Vielfalt!

Es wird dich nicht überraschen zu lesen, dass es mal wieder das Aktivieren des oberen Gehirns ist, das uns die Erfahrung der inneren Vielfalt ermöglicht. Solange wir immer wieder über unsere unterschiedlichen Seiten nachdenken und sie erforschen, wächst unser Verständnis für sie und wir können die unterschiedlichen Netzwerke je nach Bedarf aktivieren. Das Endergebnis ist, dass wir unseren Alltag, unser gesamtes Leben besser bewältigen, weil wir die Weisheit aller Persönlichkeitsschichten nutzen können.

Um das Ganze praktischer und anschaulicher werden zu lassen, erläutere ich dir im Folgenden einige typische Persönlichkeitsanteile. Mein Tipp: Lies die Beschreibungen und frage dich dabei:

„Erkenne ich solch einen Anteil auch in mir?“
„Ist dieser Anteil bei mir eher stark oder schwach ausgeprägt?“
„Hat dieser Anteil in mir einen Gegenspieler?“
„Wann hilft mir dieser Anteil und wann stört er?“

Innerer Antreiber

Sogenannte innere Antreiber üben einen enormen Druck auf uns aus. Sie suggerieren uns, dass wir in noch kürzerer Zeit noch mehr leisten und noch bessere Ergebnisse abliefern können, wenn wir uns nur bemühen.

Belastungsgrenzen interessieren sie nicht, ihnen geht es ums „Schneller, Weiter, Höher!“. Menschen mit starken inneren Antreibern fällt es schwer, eine Pause zu machen, sie fühlen sich ständig getrieben und unruhig. Wenn sie nach eigenem Empfinden in ihren Leistungen nachlassen, überfällt sie ein massiv schlechtes Gewissen.

Innerer Richter

Unser „innerer Richter" be- und verurteilt alles, was wir sagen, tun und lassen. Er ermutigt nicht, sondern bremst uns eher, indem er schon im Vorfeld darauf hinweist, dass unser Vorhaben „nichts werden kann, weil wir unfähig sind". Und er ist ziemlich gnadenlos, er lässt keine Erklärungen gelten und kennt kein Erbarmen.

Bei religiösen Menschen weist er auf die endlose Liste der Sünden und Vergehen hin. Und selbst wenn uns offensichtlich etwas ziemlich gut gelungen ist, findet er doch noch eine Schwachstelle und verweist mit Vorliebe darauf. Dabei begnügt sich der innere Richter nicht damit, uns „nur" aufzuzeigen, was wir falsch gemacht haben, sondern er be- und verurteilt uns als Menschen, zielt also auf unseren Wesenskern ab. Deshalb fühlen sich seine Urteile regelrecht „vernichtend" an.

Der Angepasste

Es gibt einen inneren Anteil, der sicherstellen möchte, dass wir Anerkennung erhalten: der Angepasste. Wenn dieser Anteil sehr stark ausgeprägt ist, fällt es uns schwer, Nein zu sagen und uns genug abzugrenzen. Er liebt es, wenn wir „Ja, gerne!" sagen und anderen zustimmen. Er ist um vorauseilenden Gehorsam bemüht, wartet nur darauf, eine Gelegenheit zum Helfen zu finden. Auf diesem Weg verleitet er uns zur „Gefallsucht" und macht uns von anderen abhängig.

Der Perfektionist

Dieser Anteil findet jedes Haar in der Suppe. Selbst angesichts von Höchstleistungen schafft er es, kleinste Fehler oder Makel mit der Lupe zu vergrößern. Nichts ist ihm gut genug, alles kann noch besser, noch perfekter werden. Im Gegensatz zum Richter geht es ihm weniger um die Bewertung unserer menschlichen Qualitäten, sondern um das unermüdliche Kämpfen um Perfektion. Dabei kann er den Fokus sowohl auf unser Äußeres als auch auf unsere beruflichen Leistungen legen. Gelassenheit und „fünfe gerade sein lassen" sind ihm ein Graus.

Es kann beängstigend sein, diese Anteile in sich zu entdecken. Und du kannst sicher sein, du bist nicht allein mit der Erkenntnis, dass der eine oder andere der hier aufgeführten Anteile in dir öfter sein Unwesen treibt. Doch folgende Überlegungen machen Mut:

Die positive Intention der Quälgeister

Jeder dieser „inneren Quälgeister“ hat im Grunde gute Absichten. Fangen wir beim *Antreiber* an: Er ist schon früh in unserem Leben entstanden, um sicherzustellen, dass wir „mitkommen“ und mit anderen „Schritt halten“ können. Nur wenn er übermächtig wird, wird er zum Problem.

Der innere *Richter* war wichtig beim Aufbau unseres Gewissens und Bestimmen unserer Werte sowie beim Einhalten gesellschaftlicher Normen, mit denen wir großgeworden sind. Und auch heute noch lässt er uns moralische Urteile fällen und ethisch handeln. Manchmal zieht er aber die „moralische Daumenschraube“ an, dann kann er uns gehörig knechten und über sein Ziel hinausschießen.

Der *Angepasste* hilft uns dabei, uns zu integrieren, und schützt uns davor, aus der Gemeinschaft ausgestoßen zu werden. Schließlich ist Anpassung eine nicht zu verachtende Leistung, wenn sie nicht übertrieben wird und unsere Selbstentfaltung und Selbstbehauptung untergräbt.

Zu guter Letzt hat auch der *Perfektionist* ein gutes Motiv: uns vor Schaden und Versagen zu schützen! Er sorgt dafür, dass wir Leistung bringen, durchhalten, uns durchbeißen und dranbleiben. Aber auch er kann sein Ziel verfehlen, wenn er uns durch die ständig höher gehängte Messlatte jegliches Gefühl für Erfolg und „es ist gut so“ unmöglich macht.

Innere Helfer und Co.

Zum Glück hast du auch eine ganze Reihe von Anteilen in dir, die dich nicht bedrängen, sondern ein gutes Gegengewicht zum inneren Antreiber, Richter etc. bilden. Hier nur eine kleine Auswahl:

Innerer Helfer

Ich gehe davon aus, dass jeder von uns schon einmal die Erfahrung gemacht hat, dass er sich selbst aus eigener Kraft aus einer „Notsituation“ befreien konnte. Mit Not meine ich nicht unbedingt eine existenzielle Gefahrensituation, aber vielleicht eine heikle berufliche Lage, einen finanziellen Engpass oder Ähnliches. Trotz der widrigen Umstände waren wir nicht hilflos, sondern konnten uns aktiv in eine bessere Position bringen. Vielleicht sind wir sogar über uns selbst hinausgewachsen, um jemand anderen zu schützen oder für etwas Wichtiges einzustehen. Bestärkt haben uns dabei Innere-Helfer-Anteile.

Wenn ich mit Klienten arbeite, tauchen unterschiedliche Namen für solche Persönlichkeitsanteile auf. Manche nennen sie einfach „Helfer" oder „Retter". Aber auch Umschreibungen wie „Joker", „Trumpf", „Fuchs" oder „innerer Held" sind möglich. Wie heißen deine inneren Helfer?

Innerer Beschützer

Dieser Anteil ist dem inneren Helfer ähnlich, hat aber einen etwas anderen „Charakter". Er antizipiert drohende Gefahren und sorgt dafür, dass es gar nicht erst zu einer heiklen Situation kommt. Meistens ist er mit einer speziellen Stärke ausgestattet, zum Beispiel besonderer Klugheit oder auch Wehrhaftigkeit. In Situationen, in denen du dich angegriffen fühlst, kann er „den Spieß umdrehen" und den Angreifer durch einen Gegenangriff unschädlich machen. Oder er sorgt dafür, dass du eine unmissverständliche Grenze setzt, an der andere „abprallen".

Innerer Ruhepol

Viele Menschen spüren in sich eine Art Ruhepol, ein „ruhendes Auge im Wirbelwind". Manche beschreiben es als „Kraftkern" oder „unverwüstlichen Wesenskern". Dieser Anteil vermittelt dir in Notsituationen das Gefühl, dass trotz (seelischer) Verletzungen in dir etwas Unzerstörbares bleibt. Er schenkt dir Hoffnung und versichert dir „Ich werde wieder aufstehen!" oder „Egal, wie schlimm es ist, ich überlebe!".

Indem du die obigen Beschreibungen mit deinem Erleben abgeglichen hast und sensibler gegenüber deinen inneren Anteilen geworden bist, hast du schon einen wichtigen Schritt dahingehend getan, ein neugieriger Erforscher deiner eigenen Persönlichkeit zu werden. Schauen wir uns nun an, wie diese Erkenntnisse uns bei ganz konkreten Problemen helfen. In folgendem Beispiel lernst du noch eine Reihe anderer Selbstanteile kennen:

> *Frau D. (28) ist Berufsschullehrerin und hat gerade ihr Referendariat mit Bestnote abgeschlossen. Privat ist sie schon länger unglücklich, denn sie lebt seit mehreren Jahren in einer Partnerschaft mit einem Mann, der die Beziehung immer wieder infrage stellt und auch keine weiteren Schritte in Richtung Verbindlichkeit (z. B. Zusammenziehen) gehen möchte. Sie weiß inzwischen, dass sie sich trennen will, hat es auch schon zweimal versucht, kann die Trennung aber nicht durchhalten, weil der Freund immer wieder Kontakt aufnimmt, ihr Komplimente macht und sie sich dann wieder auf ihn einlässt.*

Nun fragen wir uns, welche inneren Anteile bei dem aktuellen Problem („Rückfall“ in die Beziehung trotz Trennungswunsch) aktiv sind. Frau D. kann benennen, dass es „die Angepasste“ und auch „das ignorierte Kind“ sind, welche die Trennung verhindern. „Die Angepasste“ möchte es allen recht machen und vor allem niemanden enttäuschen oder verletzen. Ihr Credo ist „Du musst die Erwartungen der anderen erfüllen und darfst niemandem wehtun“. Auch „das ignorierte Kind“ spielt eine wichtige Rolle. Die beiden Male, die Frau D. sich getrennt hat, meldete sich dieser Selbstanteil vehement: Sie litt unter dem Kontaktabbruch und dem Gefühl, für ihren Partner jetzt bedeutungslos zu werden. Daraus erwuchs ein starker innerer Handlungsdruck, doch wieder Kontakt aufzunehmen, um für ihn wieder wichtig zu sein. Wenn er ihr dann auch noch Komplimente machte, war es wie ein emotionales „Rettungsseil“ für das ignorierte Kind.

Allein die Erkenntnis dieser Dynamik brachte jedoch noch keine Veränderung. Der nächste Schritt bestand darin, zu überlegen, welche Selbstanteile bei der Bewältigung des Problems hilfreich sein könnten. Der Klientin wurde bewusst, dass sie „die Konsequente“ und „die Ehrgeizige“ in sich aktivieren könnte, um ihr Ziel zu erreichen. Den konsequenten Selbstanteil hatte sie im Beruf entwickelt, wenn sie sich den zum Teil schwierigen Schülern gegenüber durchsetzen musste. „Die Ehrgeizige“ war ein Teil von ihr, der auf jeden Fall weiterkommen wollte und sich nicht aufhalten ließ. Außerdem hatte sie im Verlauf einer früheren Krise auch einen „Selbstfürsorger“ entwickelt, der ihr in schwierigen Zeiten half, sich Gutes zu tun.

So konnte sie ein Team aus der Konsequenten, der Ehrgeizigen und der Selbstfürsorgerin in ihrer Vorstellung kreieren und sich überlegen, wie sie diese Anteile aktivieren könne. Allein das Nennen und Beschreiben der einzelnen Teile des Teams stellt schon eine „Aktivierung“ dar. Zusätzlich ist zu überlegen, wie man den entsprechenden Anteilen mehr Raum geben kann, zum Beispiel durch ganz konkrete Handlungen im Alltag.

Frau D. beschäftigte sich intensiv mit ihrem alten Tagebuch. Dort hatte sie sich notiert, wie sie im Alltag selbstfürsorglicher mit sich umgehen kann. Das tröstete auch das „ignorierte Kind“, dieser Anteil konnte jetzt die Trennung besser aushalten. Versuchte ihr Freund, wieder Kontakt mit ihr aufzunehmen, und sie verspürte den Drang zu antworten, zögerte sie ihre Reaktion erst einmal hinaus und versuchte stattdessen, sich emotional in ihre konsequente Lehrerinnenhaltung hineinzuversetzen.

Dieses Beispiel zeigt, dass wir in herausfordernden Situationen bestimmte Anteile in uns aktivieren können, indem wir sie uns bewusst machen und sogar in unserer Vorstellung „Teams" von Anteilen zusammenstellen. So werden wir im Alltag flexibler, kompetenter, vielseitiger und können die unterschiedlichsten Probleme kreativ(er) lösen.

In einer Traumatherapie (nach dem RebiT-Konzept) steht die Selbstanteile-Übung am Ende der Stabilisierungsphase. Der Grund dafür ist, dass sowohl ein gewachsenes Vertrauen zwischen Therapeutin und Klient als auch eine gewisse emotionale Stabilität seitens des Klienten vorhanden sein müssen, wenn man sich in die Betrachtung von Selbstanteilen vertieft.

Als Modell für das Wirken der Persönlichkeitsanteile verwende ich ein rundes Stück Papier oder Pappe, welches an einer Stelle eine Markierung hat, z. B. eine eingeschnittene Kerbe (siehe Abbildung 4.3).

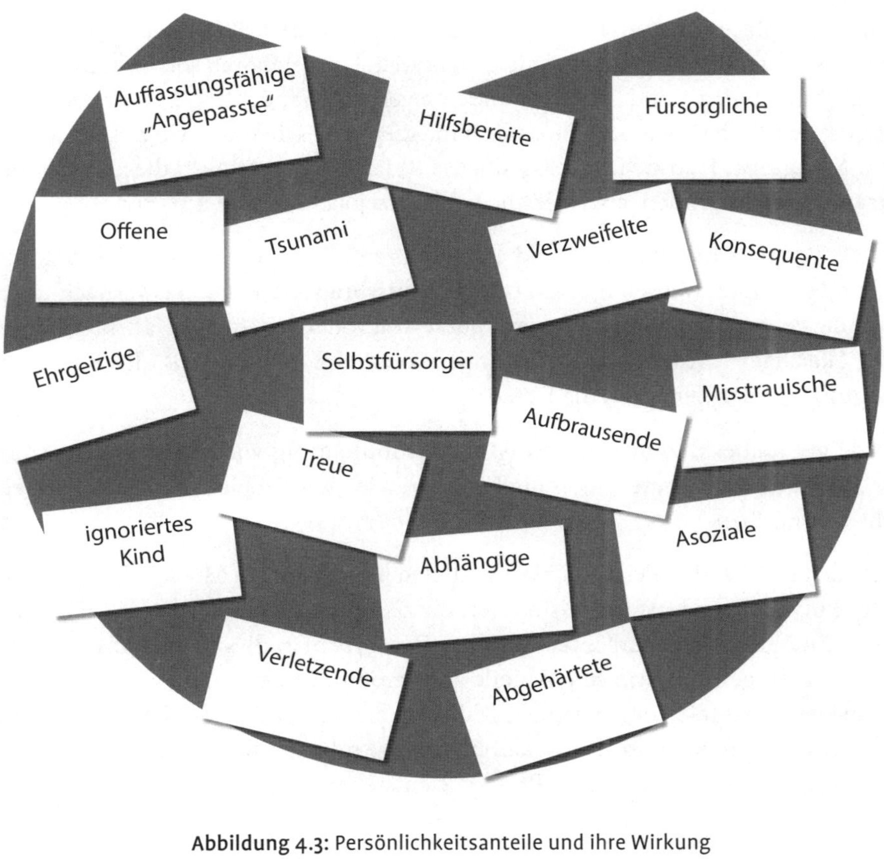

Abbildung 4.3: Persönlichkeitsanteile und ihre Wirkung

Diese Markierung zeigt den „vorderen Bereich“ an, die „Bühne.“ Dort sind die Persönlichkeitsanteile, die gewöhnlich an „vorderster Front“ agieren. Das sind solche, die dir sehr bewusst sind, die auch andere rasch an dir erkennen. Diese Anteile sind häufig sicht- und spürbar, sowohl für dich selbst als auch für dein Gegenüber. Sie spielen bei deiner Alltagsbewältigung eine wichtige Rolle. Du gibst deinen Persönlichkeitsanteilen auf der vorderen Bühne Namen. Diese werden auf Post-it´s geschrieben und auf die Pappe geklebt.

Unterhalb der Bühne gibt es die Ebene der Persönlichkeitsanteile, die für Außenstehende nicht sofort sichtbar sind, die aber dir nahestehende Menschen kennen. Ich nenne diesen Bereich das „Mittelfeld“. Partner, Familienangehörige und Freunde kennen noch ganz andere Anteile von dir, welche den Menschen, die nur mit der „vordersten Front“ zu tun haben (z. B. Kollegen, Nachbarn etc.), oft verborgen bleiben. Dazu können z. B. fürsorglich-liebevolle Anteile, Nähe suchende, verschlossene, erzieherische, väterliche, mütterliche, leidenschaftliche, vermittelnde, beschützende u.v.m. gehören.

Schließlich gibt es noch die „hintere Reihe“, wo sich deine eher verborgenen oder auch versteckten Persönlichkeitsanteile befinden. Dazu gehören solche, welche du an dir selbst nicht magst und lieber vor anderen verbergen möchtest. Es gibt Charakterzüge, die gesellschaftlich oder moralisch inakzeptabel scheinen, wie z. B. Rachsucht, Neid, Missgunst, Habsucht, Verlogenheit. Oft fällt es uns schwer, diese Persönlichkeitsanteile zu benennen, aber wir alle haben ein paar von ihnen in uns.

Andere Persönlichkeitsanteile sind „weit hinten“, weil sie verletzte Kind-Anteile sind und geschützt werden müssen (z. B. das missbrauchte Kind, das vernachlässigte Kind, das abgelehnte Kind). Wieder andere sind oder scheinen gefährlich, weil sie unser Gleichgewicht bedrohen oder andere verletzen können (z. B. der Rächer, die Missgünstige, der Zerstörer, die Furie).

Gerade gegenüber diesen Anteilen ist die Grundhaltung wichtig, dass alle Anteile sein dürfen und eine gute Absicht haben, egal wie viele Probleme im Alltag sie vielleicht verursachen.

Es handelt sich bei den Persönlichkeitsanteilen um neuronale Muster, die im Verlauf deiner Entwicklung entstanden sind, um dir zu helfen, Herausforderungen zu meistern und möglichst gut zurechtzukommen. Beachtet man dies nicht, kann es passieren, dass man gegen bestimmte Anteile ankämpft oder sie „auszutreiben“ versucht. Es resultiert die totale Fokussierung auf das Problem mit folgender Konsequenz: Das Problem wird größer und das Bekämpfen des Problems wird irgendwann so viel Energie kosten, dass daraus neue Probleme entstehen!

Was du jetzt schon tun kannst

Hier kommen wir allmählich an die Grenze dessen, was du selbst außerhalb einer Therapie machen kannst. Du hast schon eine Menge geleistet, wenn du die Erklärungen zum Selbstanteile-Modell gelesen und nachvollzogen hast.

Wenn du dir klarmachst, wie groß deine innere Vielfalt ist, wie viele unterschiedliche Seiten du hast und wie sinnvoll dies ist, dann bist du gut vorbereitet: Automatisch wirst du im Alltag sensibilisiert sein dafür, diese unterschiedlichen Seiten besser wahrzunehmen.

Die eigentliche Übung jedoch, das Erstellen der „inneren Landkarte", solltest du in Begleitung eines Therapeuten machen. Und das aus folgendem Grund: Gerade bei der Beschäftigung mit der „hinteren Reihe" kann es passieren, dass verletzte bzw. traumatisierte Anteile stark spürbar werden. Je nachdem, wie massiv die Traumatisierung war bzw. wie frisch oder wenig verarbeitet dein Trauma ist, kann dich das in einen negativen Gefühlssog bringen. Deshalb rate ich davon ab, diese Übung ohne therapeutische Begleitung zu machen. Stattdessen konzentriere dich weiterhin darauf, das zugrundeliegende Konzept zu verinnerlichen. Dadurch hast du viel gewonnen.

Mutmacher

Auch wenn es sich manchmal so anfühlt, als sei das traumatische Erlebnis, das du erfahren hast, allgegenwärtig – du bist viel mehr als deine traumatische Erfahrung!

Teil III

Traumadurcharbeitung – die zweite Phase einer Traumatherapie

5. Phasenwechsel – was jetzt für dich wichtig ist

5.1 Voraussetzungen für eine gelingende Traumadurcharbeitung

Blicken wir noch einmal zurück: In Kapitel 4 haben wir uns mit den Übungen der Stabilisierungsphase beschäftigt, die dir Kraft und neues Selbstvertrauen vermitteln sollen. Dabei hast du die Big Five kennengelernt, die wichtigsten Elemente einer Traumatherapie, die sich an dem RebiT-Konzept orientiert, sowie Skills, um brenzlige Alltagssituationen zu meistern.

Vielleicht hast du einiges davon schon ausprobiert bzw. umgesetzt. Wenn bei dir im Laufe der Zeit viele Symptome wieder abgeklungen sind, kann es sein, dass du dich gegen eine Therapie entscheidest, was völlig in Ordnung ist.

Oder du stehst schon auf der Warteliste einer Therapeutin, hast dich ebenfalls mit einigen Big-Five-Übungen beschäftigt und bist nun gespannt, wie es weitergeht.

Oder du bist mitten in einer Therapie und liest das Buch begleitend.

Wo auch immer du stehst, drei Dinge sind in Bezug auf die in diesem Kapitel beschriebene Phase der Traumadurcharbeitung wichtig:

- Eine Traumadurcharbeitung ist nicht immer nötig.
- Eine Traumadurcharbeitung ist nicht immer möglich.
- Eine Traumadurcharbeitung sollte man nie für sich alleine machen.

Eine Traumadurcharbeitung ist nicht immer nötig

Ich habe an anderer Stelle schon von den enormen Selbstheilungskräften geschrieben, die in uns auch nach einem Trauma wirksam sind. Wenn man diese Selbstheilungskräfte wirken lässt, sich eine unterstützende Umgebung schafft, dann kann ein Trauma auch einfach ausheilen. Das bedeutet, dass die anfangs ausgeprägten Symptome immer mehr nachlassen und sich allmählich wieder ein Gefühl von Normalität einstellt.

Ist dies der Fall, ist eine Therapie nicht nötig. Oder es reichen schon ein paar wohltuende beratende Gespräche. Aber auch Traumabetroffene, die sich in Therapie begeben, stellen manchmal im Verlauf der Stabilisierungsphase fest, dass (vielleicht auch durch die Unterstützung derselben) die Symptome sich auflösen oder stark nachlassen. In diesem Fall kann gemeinsam mit dem Therapeuten besprochen werden, ob eine Traumadurcharbeitung nötig ist.

Da es belastend ist, das Trauma noch einmal mit therapeutischer Begleitung anzuschauen, sollte dies nur geschehen, wenn es notwendig ist. Die Therapeutin wird gemeinsam mit dir die Chancen und Risiken einer Traumakonfrontation abwägen, bevor eine Entscheidung dafür oder dagegen getroffen wird.

Eine Traumadurcharbeitung ist nicht immer möglich

Wenn du merkst, dass dich selbst minimale Berührungen mit dem Traumathema in Panik versetzen oder dazu führen, dass du dissoziierst (siehe Seite 75), kann es sein, dass eine Traumadurcharbeitung gar nicht möglich ist. Die Gefahr, durch die nochmalige Konfrontation mit dem Trauma den Halt zu verlieren, wäre größer als ein möglicher Nutzen.

Dies ist häufig der Fall, wenn es in der Kindheit massive, sich oft und lange wiederholende Traumatisierungen gegeben hat. Studien zeigen, dass in diesem Fall nur etwa die Hälfte der Betroffenen eine Traumakonfrontation machen können (Kluft 1996). Doch das soll nicht heißen, dass eine Therapie deshalb weniger sinnvoll ist oder nichts bringt. Viele Menschen, die ein Trauma erlebt haben, können allein durch intensive Stabilisierungsarbeit auf ihrem Weg der Gesundung weiterkommen und großen Nutzen aus der Therapie ziehen.

Eine Traumadurcharbeitung sollte man nie für sich alleine machen

Die meisten Menschen erleben ein Trauma als eine Situation „tiefster Verlassenheit". Vielleicht war keine helfende Person da, die das Trauma verhindern konnte. Oder ein eigentlich nahestehender Mensch hat dich traumatisiert und dich damit auch in gewisser Weise „im Stich gelassen".

Bei einer Traumadurcharbeitung soll genau das anders sein. Sie wirkt unter anderem dadurch, dass die Erinnerung an das Trauma zwar wieder wachgerufen wird, aber diesmal unter komplett anderen Bedingungen. Statt sich allein und hilflos zu fühlen, soll nun eine vertraute Person an deiner Seite sein, die dir hilft, das Geschehene noch einmal anzuschauen. Die Therapeutin soll dich auch darin unterstützen, die Schreckensbilder „gut dosiert" hervorzuholen, sodass du sie gut verkraften kannst. Das Ziel ist nicht, den gesamten „Traumafilm" noch einmal durchleben zu müssen. Stattdessen sollst du eher aus einer Beobachterperspektive das Ganze noch einmal ansehen, so wird „auf Distanz" die heilsame Verarbeitung gefördert.

Damit dies gelingt, brauchst du eine Begleitung, die sowohl fachlich geschult als auch empathisch ist. Und damit sind wir auch schon bei einer ganz wichtigen Voraussetzung für eine erfolgreiche Traumadurcharbeitung: dem gegenseitigen Vertrauen.

Checkfragen für den Übergang in die nächste Phase

Sicher hast du auch im Verlauf der Stabilisierungsphase schon ein paar kritische Situationen im Alltag oder in den Therapiestunden bewältigt. Dein Vertrauen in den Therapeuten ist gewachsen. Vielleicht gab es auch Konflikte, aber die konntet ihr gemeinsam lösen. Du fühlst dich insgesamt in der Therapie gut aufgehoben.

Vielleicht haben sich inzwischen auch deine Alltagsprobleme schon etwas entschärft. Möglicherweise ist es dir gelungen, unterstützende zwischenmenschliche Beziehungen zu vertiefen und dich von für dich schädlichen Menschen besser abzugrenzen.

Wundere dich nicht, wenn jetzt vor der Traumakonfrontation auch Fragen und Zweifel aufkommen. Das ist ganz normal. Habe den Mut, diese mit deiner Therapeutin zu besprechen.

Sowohl von therapeutischer Seite als auch auf deiner Seite geht es jetzt um die Frage, ob du inzwischen stabil genug dafür bist, dich mit dem eigentlichen Traumaereignis zu konfrontieren. Diese Frage ist nicht einfach zu beantworten und sollte deshalb in aller Ruhe bedacht werden. Sowohl dein eigenes Bauchgefühl ist für die Einschätzung relevant als auch „handfeste" Kriterien.

Hier einige wichtige Anhaltspunkte für deine Stabilitäts-Checkliste:

Es spricht für genügend Stabilität, wenn du ...

- erkannt hast, dass das Trauma zwar ein Teil deines Lebens ist, es aber auch positive Dinge in deinem Leben gab.
- darin geübt bist, dir (z. B. durch Imaginationsübungen) positive innere Bilder zu „malen", und dich dadurch (zumindest vorübergehend) in einen ausgeglichenen inneren Zustand bringen kannst.
- gelernt hast, deinen inneren Stresspegel wahrzunehmen, einzuschätzen und Dinge zu tun, die deinen Stress wieder herunterregulieren.
- gelernt hast, Situationen zu bewältigen, in denen traumatisierte „Innere-Kind-Anteile" getriggert werden.
- emotionale Tiefpunkte auffangen kannst (z. B. durch Elemente aus dem Notfallkoffer).

Es spricht dafür, dass du noch mehr Stabilität brauchst, wenn du …

- dich gerade in einer akuten Krise befindest, auch wenn sie nichts mit dem Trauma zu tun hat (z. B. Trennung, Krankheit, Arbeitslosigkeit, Wohnungssuche, existentielle Geldprobleme).
- emotionale Tiefpunkte noch nicht gut regulieren kannst und dich dann selbst verletzt oder Suizidgedanken hast.
- noch keine unterstützende Person in deinem Umfeld hast.
- nach jeder minimalen Berührung mit dem Traumathema unter massiven Flashbacks oder Dissoziationen leidest.
- Umstände in deinem Leben hast, die dazu führen, dass du weiterhin traumatisiert wirst.

Vielleicht stellst du dir jetzt die Frage, ob das nicht eigentlich ein Widerspruch ist: Zum einen soll dir die Traumadurcharbeitung Entlastung und auf lange Sicht deutlich mehr Heilung und Stabilität verschaffen und zum anderen sollst du schon vorher möglichst stabil sein. Wie soll das gehen?

Du hast völlig recht, das ist ein wenig widersprüchlich. Vielleicht rufst du dir noch einmal den Vergleich mit der Operation in Erinnerung, der das Prinzip gut verdeutlicht:

> *Stell dir vor, aufgrund eines Unfalls befindet sich ein Fremdkörper in deinem Oberschenkel. Die Stelle hat sich entzündet, verursacht heftige Schmerzen und sollte dringend operiert werden. Da die anstehende Operation aber für deinen gesamten Organismus eine ziemliche Belastung darstellt, ist es wichtig, dass dein Herz stark genug und dein Kreislauf stabil genug ist für die OP. Da du beim Unfall ziemlich viel Blut verloren hast, musst du erst noch eine Weile stabilisiert werden (Bluttransfusionen, gute Ernährung, Vitaminzufuhr), damit du dich der Operation stellen kannst.*

In diesem Sinn solltest du auch seelisch stabil und einigermaßen belastbar sein, um dich der Traumakonfrontation zu stellen.

Möglicherweise fragst du dich, von welchen Zeiträumen bei der Stabilisierungsphase eigentlich die Rede ist. Eine Traumatherapie im kassenfinanzierten Rahmen besteht entweder in einer Kurzzeittherapie (24 Therapiestunden) oder in einer Langzeittherapie (60 Stunden, mit Verlängerungen bis zu 100 Stunden).

Wie viele Therapiesitzungen die Stabilisierungsphase in Anspruch nimmt, hängt mit der Schwere des Traumas zusammen und damit, ob du schon vorher Traumatisierungen erlebt hast. Bei zahlreichen Vor-Traumata kann die Stabilisierungsphase deutlich länger sein, manchmal eine komplette Kurzzeittherapie oder auch große Teile einer Langzeittherapie umfassen.

Geht es hingegen in der Therapie um ein einzelnes, gut abgrenzbares Trauma, können manchmal schon fünf bis zehn Therapiestunden ausreichen, um für die Traumadurcharbeitung gut vorbereitet zu sein.

Wie du siehst, ist hier das Spektrum möglicher Abläufe sehr groß. Am besten ist es, mit dem Therapeuten gemeinsam immer mal wieder eine „Standortbestimmung" durchzuführen.

5.2 „Belastungsliste" erstellen – erste vorbereitende Übung für die Traumadurcharbeitung

Wie schon erwähnt, erkläre ich die Elemente und Phasen der Traumatherapie am Beispiel der von mir entwickelten Methode, die sich RebiT (Resilienz- und bindungsorientierte Traumatherapie) nennt. Andere Traumatherapieansätze können abweichen, oft finden sich jedoch ähnliche Elemente.

Bei der RebiT-Methode ist die erste vorbereitende Übung in Phase II das Erstellen der sogenannten „Belastungsliste". Auf dieser werden in der Therapiestunde die wichtigsten belastenden und traumatischen Erlebnisse festgehalten. Die Liste ist in Tabellenform gehalten und wird ganz bewusst „Liste" genannt (vgl. Tabelle 5.1). Diese sehr nüchterne Bezeichnung soll deutlich machen, dass es um eine „Kopfübung" geht. Die Gefühle zu den Belastungen bzw. Traumata kommen natürlich automatisch an die Oberfläche, wenn das Ereignis beschrieben wird. Sie sollen aber so weit zurückgehalten werden, dass keine Überflutung durch unangenehme Gefühle stattfindet.

Beachte an dieser Stelle bitte: Dass ich die Listen-Übung in diesem Buch vorstelle, dient nur Informationszwecken. Die meisten Traumabetroffenen empfinden es als sehr hilfreich zu erfahren, welche Elemente in einer Traumatherapie auf sie warten. Die Durchführung dieser Übung sollte *in der Therapie mit Unterstützung deiner Therapeutin* erfolgen. Führe sie bitte nicht alleine durch!

Die Aufgabe bei der Belastungsliste besteht also darin, die traumatischen Ereignisse „einzuordnen", ihnen einen Namen zu geben und die Belastungsintensität einzuschätzen. Im Anschluss geht es darum herauszufinden, durch welche Strategien und Fähigkeiten du versucht hast, das Belastende zu bewältigen. Oft höre ich Antworten wie „Aber ich habe es doch noch gar nicht bewältigt, sonst würde ich doch keine Hilfe brauchen!". Zum Teil stimmt das natürlich – und doch versuchen wir Menschen immer irgendwie, schlimme Situationen zu bewältigen, auch wenn es uns erst einmal nur bruchstückhaft gelingt. Und es kann ungemein Kraft geben zu entdecken, dass wir nicht nur Opfer waren, sondern auch – bewusst oder unbewusst – Strategien entwickelt haben, mit dem Geschehenen klarzukommen. So können wir mit Respekt und Wertschätzung auf unsere eigenen Ressourcen und Bewältigungsversuchen blicken.

Anschließend folgt die Beschäftigung mit der Frage, welche Folgen die Belastung bzw. das Trauma hatte. An diesem Punkt stellst du mit therapeutischer Unterstützung einen Zusammenhang her zwischen dem Ereignis und deinen aktuellen Problemen. Gleichzeitig ist diese „Vorübung" wie eine Art Test: Du kannst dich selbst dabei erleben, wie du innerlich darauf reagierst, wenn du dein Trauma beschreibst und versuchst, es „einzuordnen".

Es ist wichtig, darauf zu achten, ob diese Übung Auswirkungen in deinem Alltag hat. Treten wieder vermehrt Flashbacks auf? Fühlst du dich in deiner Stabilität erschüttert? Dann ist es gut, diese Beobachtungen in der Therapie zu thematisieren.

Vielleicht merkst du aber auch, dass es dir schon ganz gut gelingt, über das Trauma zu sprechen, und du gewinnst Mut, im Prozess weiterzugehen.

Im Grunde genommen wird dein Gehirn bei dieser Übung darauf vorbereitet, sich mit dem Trauma zu beschäftigen, ohne von negativen Gefühlen überflutet zu werden. Dabei nutzt man eine Besonderheit in der Funktionsweise unseres Gehirns:

Über etwas sachlich-nüchtern nachzudenken und Fragen zu beantworten erfordert einen bestimmten Zustand unseres Gehirns. Wir aktivieren dabei unser „Denk-Hirn", auch präfrontaler Cortex genannt (kurz pfC).

Wenn du von schrecklichen Gefühlen überflutet wirst, die mit dem Trauma in Verbindung stehen, dann ist das Alarmzentrum in deinem Gehirn aktiviert, die sogenannten „Mandelkerne" (Amygdala). Dies ist ein ganz anderer Hirnbereich als der pfC.

Der Trick ist: Beide Areale gleichzeitig zu aktivieren ist nicht möglich! Beschäftigst du dich gedanklich mit dem Trauma, analysierst du es und versuchst, Fragen dazu zu beantworten, dann kannst du nicht gleichzeitig in einen negativen Gefühlssog geraten. Diese sachlich-analytische Beschäftigung mit dem schlimmen Ereignis hilft also, sich dem Trauma zu stellen (wichtige Voraussetzung für die Verarbeitung!), ohne den inneren Halt zu verlieren.

Sollte dies bei dieser Übung doch einmal passieren, ist es auch nicht schlimm. Schließlich hast du deinen Therapeuten an deiner Seite, der dir helfen kann, dich wieder zu stabilisieren. Deshalb ist auch dringend davon abzuraten, diese Übung alleine zu machen!

Wie eingangs beschrieben, tut es Traumabetroffenen – und somit vielleicht auch dir – gut, darüber aufgeklärt zu werden, wie eine Therapie abläuft und was genau auf sie zukommt. Ich würde sogar so weit gehen zu behaupten, dass es ein Zeichen mangelnder Therapie-Qualität ist, wenn Patienten bewusst im Unklaren gelassen werden.

Du weißt nun also, wie diese Übung aufgebaut ist und auf welche „neuronalen Mechanismen" sie zurückgreift. Für die konkrete Umsetzung ziehe bitte deinen Therapeuten hinzu.

Belastendes Ereignis	Zeitpunkt/Alter	Grad der Belastung (0–10) damals – heute		Wie habe ich *versucht*, es zu bewältigen? Was war meine unmittelbare Reaktion?	Auswirkungen des Ereignisses (unmittelbar und auch langfristig)		Welche Ressource hat mir geholfen?

Tabelle 5.1: Liste belastender Lebensereignisse

6. „Traumafilm“ und „Toleranzfenster“ – Impulse und Techniken für eine schonende Traumakonfrontation

6.1 Die Bildschirmmethode

Eine der bewährtesten Methoden für die Traumadurcharbeitung ist die sogenannte Bildschirmmethode, auch „Screen-Methode“ genannt. Die Methode beruht auf dem Prinzip, dass man sich Ereignisse bzw. die dazugehörigen Bilder wie einen alten Film auf einem – vorgestellten – Bildschirm anschaut. Der Therapeut ist dabei an deiner Seite und begleitet dich. Die von mir entwickelte Variante der Bildschirmmethode nennt sich NaTs (= Netzwerkaktivierender Traumascreen). Im Unterschied zu anderen Screenmethoden wird hier der Film chronologisch (und nicht selektiv nach Themen) angeschaut und es wird am Geschehen auch nichts verändert.

Durch dieses „Von-außen-Draufschauen“ entsteht ein Abstand zum Geschehen. Das ist wichtig, weil du gar nicht wieder in den „Traumafilm“ einsteigen sollst. Stattdessen nimmst du eine Beobachterposition ein. Und dann beschreibst du, was in diesem alten Film geschieht. Um noch mehr zu betonen, dass du nicht *im,* sondern *vor dem Film* bist, beschreibst du das Geschehen in der dritten Person, also zum Beispiel: „Dann ging sie / die Fünfjährige auf ihr Zimmer“ statt „Dann ging ich auf mein Zimmer“.

Das klingt erst einmal etwas künstlich, aber es hilft enorm, nicht emotional zu sehr in den Traumafilm hineingezogen zu werden.

Mutmacher

Du musst nicht noch einmal alles „nacherleben“, was bei dem Trauma geschah, um Heilung zu erfahren. Ziel ist vielmehr, das Trauma vorsichtig dosiert und mit intensiver therapeutischer Begleitung anzusehen und die Gefühle dazu wahrzunehmen.

In Kapitel 3 habe ich die Funktionsweise von neuronalen Netzwerken beschrieben. Anhand solcher Nervenzellennetzwerke können wir uns das Geschehen im Gehirn verständlich machen:

Bei der erneuten Betrachtung des „Traumafilms“ wird das zum Trauma gehörige Nervenzellennetzwerk noch einmal aktiviert, und zwar mit allen Gedanken, Gefühlen und Körperempfindungen, die damit in Verbindung stehen. Doch diesmal befindest du dich in einem sicheren Rahmen und hast einfühlsame Begleitung. Es wird also eine neue Erfahrung (und damit auch ein neues Nervenzellennetzwerk) mit der alten Erfahrung verknüpft und es entstehen neue Verschaltungen. Was als „Verarbeiten eines Traumas“ bezeichnet wird, ist nichts anderes: neue Verknüpfungen im Gehirn schaffen.

Einige Betroffene berichten, dass es sich so anfühlt, als würden Puzzleteile, die verstreut waren, wieder zusammengefügt zu einem verständlichen und klaren Bild. Außerdem tauchen durch das gemeinsame Betrachten des „Films“ auch oft neue Gedanken und Bewertungen auf. Diese können zum Beispiel sein:

„Jetzt erkenne ich, dass ich keine Chance hatte, mich zu wehren.“
„Jetzt wird mir klar, dass ich keine Schuld hatte.“
„Ich kann jetzt begreifen, warum das für mich so schrecklich war.“

Das oben beschriebene Vorgehen, den „Traumafilm“ in Begleitung und mit Distanz zu betrachten, verfolgt noch einen weiteren Zweck: Wir können dann am besten neue Dinge aufnehmen, verstehen und im Gehirn verankern, wenn wir ein mittleres Maß an innerer Anspannung haben. Ist die Anspannung zu gering, ist unsere Aufmerksamkeit suboptimal, das Erlernte bleibt nicht wirklich „hängen“. Ist der innere Stress jedoch zu hoch, können wir ebenfalls nicht gut dazulernen, wir sind nicht optimal aufnahmefähig.

Ein mittleres Anspannungs- und Aktivitätsniveau ist die beste Voraussetzung für das Aufnehmen neuer Informationen. Das haben Hirnforscher herausgefunden (u. a. Siegel, 2012) und diesen optimalen Bereich *Window of Tolerance* (Toleranzfenster) genannt.

Ist die Anspannung oberhalb dieses Toleranzfensters, spricht man von Übererregung oder auch Hyperarousal, ist sie unterhalb, besteht eine Untererregung oder auch Hypoarousal. Abbildung 6.1 veranschaulicht die drei Bereiche: Toleranzfenster, Bereich der Über- und Bereich der Untererregung:

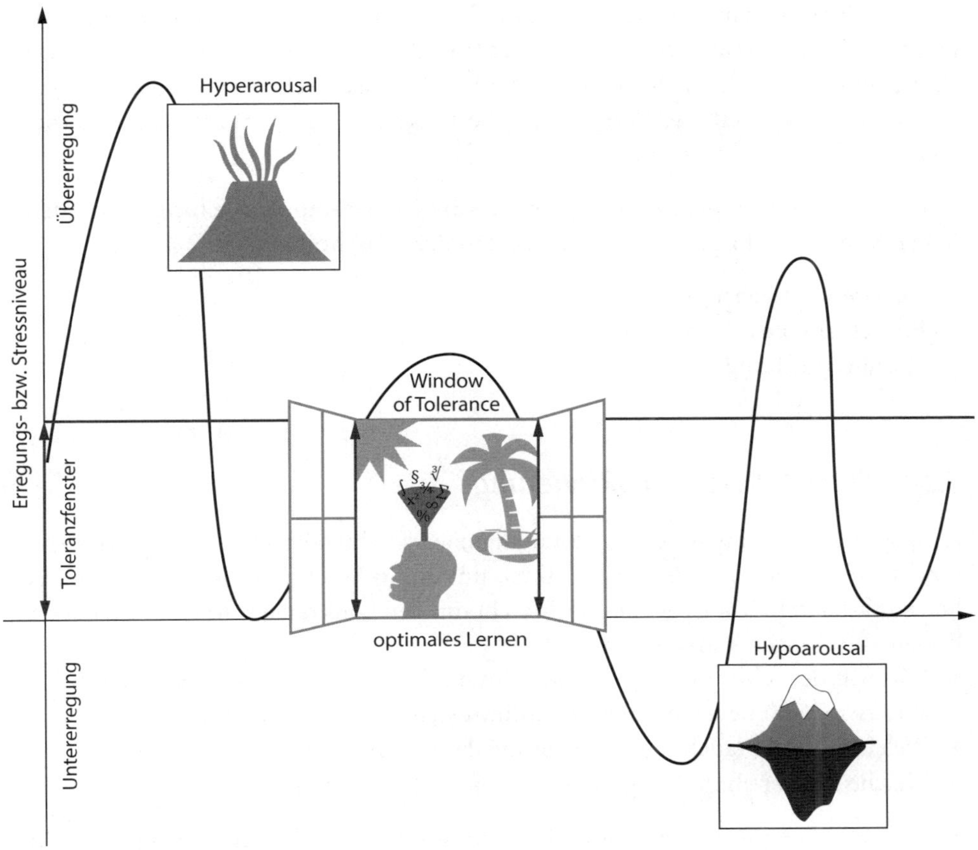

Abbildung 6.1: Das Stresstoleranzfenster

6.2 Wie gestaltet sich eine Traumakonfrontationssitzung konkret?

Machen wir uns noch einmal bewusst, wo du stehst: Du hast die Stabilisierungsphase durchlaufen und eine Menge über Stressregulation, Krisenmanagement und verletzte innere Anteile gelernt. Gemeinsam mit deiner Therapeutin bist du zu dem Schluss gekommen, dass du stabil genug bist, um dich der Traumakonfrontation zu stellen. Du hast deine ganz persönliche Belastungsliste erstellt, also einen Überblick darüber gewonnen, welche Belastungen oder Traumata es in deinem Leben gab. Diese hast du auch schon ein Stück weit eingeordnet und dabei ein Gespür dafür bekommen, wie es sich anfühlt, sich dem Traumathema zu nähern.

Es ist völlig normal und verständlich, dass der Gedanke, dich dem Trauma noch einmal zu stellen, dir trotz der guten Vorbereitung Angst macht und dich verunsichert. Vielleicht stellst du dir auch die Frage, wie eine Traumadurcharbeitung genau gestaltet ist. Weil eine konkrete Vorbereitung beruhigt und auch der inneren Sicherheit dient, möchte ich es dir erläutern.

Der Ablauf einer Therapiesitzung, in der die Traumadurcharbeitung (nach dem RebiT-Konzept) erfolgen soll, gliedert sich in drei Abschnitte.

1. Netzwerkaktivierung
2. Bildschirmbetrachtung („Screening")
3. Nachbesprechung

6.2.1 Phase 1: Netzwerkaktivierung

Zu Beginn der Sitzung wird das „Traumanetzwerk" aktiviert. Das bedeutet, der Therapeut stellt gezielt Fragen zum Trauma, um es ein Stück weit ins Bewusstsein zu holen (aktivieren). Dabei geht es noch nicht um den konkreten zeitlichen Ablauf des Ereignisses. Fragen können sein:

- Was war der schlimmste Moment während des traumatischen Geschehens?
- Welcher Gedanke ist mit diesem schlimmsten Moment verbunden?
- Welches Gefühl taucht bei Betrachtung des schlimmsten Moments auf?
- Welche Körperempfindung ist mit diesem Gefühl verbunden?

Zuletzt wird die empfundene Gesamtbelastung auf einer „Belastungsskala" von 0–10 eingeschätzt.

Nachdem jetzt im Gehirn das komplette Traumanetzwerk (= alle Gedanken, Gefühle und Körperempfindungen, die mit dem Trauma in Verbindung stehen) aktiviert worden ist, folgt die eigentliche Bearbeitung durch die Bildschirmtechnik.

6.2.2 Phase 2: Bildschirmbetrachtung („Screening")

Dabei sitzen Klient und Therapeut so, dass sie gemeinsam auf eine weiße Fläche schauen (z. B. Leinwand oder großes weißes Blatt) und sich vorstellen, dies sei ein Bildschirm oder eine Filmleinwand. Dann fängt die traumabetroffene Person an, das traumatische Ereignis zu beschreiben, als wäre es ein alter Film, der gerade auf dem Bildschirm abläuft. Wie schon erwähnt: mit der Besonderheit, das Geschehen in der dritten Person zu beschreiben (z. B. „*Sie* verliert die Kontrolle über das Fahrzeug" statt „*Ich* verliere die Kontrolle über das Fahrzeug").

Der Therapeut bittet zwischendurch immer wieder, den Film an wichtigen Stellen anzuhalten und zu prüfen, welche Gedanken, Gefühle und Körperempfindungen beim Betrachten des Films gerade auftauchen. Das, was dann vom Klienten beschrieben wird, wird nicht bewertet oder anderweitig kommentiert. Es geht darum, es einfach wahrzunehmen.

Oft handelt es sich dabei um „steckengebliebene" Gefühle, die beim Trauma eine Rolle spielten, aber nicht oder nicht ausreichend verarbeitet werden konnten.

Mutmacher

Es hilft dir enorm und dient der Verarbeitung des Traumas, wenn diese alten, mit dem Trauma in Zusammenhang stehenden Empfindungen noch einmal an die Oberfläche kommen dürfen. Diesmal bist du nicht allein und die therapeutische Begleitung unterstützt dich, wenn es schwierig wird.

Bei der hier beschriebenen RebiT-Methode ist es üblich, dass die Therapeutin zwischendurch immer mal wieder den Satz sagt „Einfach wahrnehmen und weiteratmen". Dies kann an schwierigen Stellen hilfreich sein, weil wir dazu neigen, bei unangenehmen Gefühlen die Luft anzuhalten oder nur ganz flach zu atmen.

Die Intensität von Gefühlen nimmt wieder ab, wenn wir sie einfach zulassen. Und wenn wir das mit einem ruhigen tiefen Weiteratmen unterstützen, können die schwierigen Gefühle umso besser wieder „abfließen".

Wenn du mit deiner therapeutischen Begleitung den ganzen alten „Traumafilm" angeschaut hast, ist das „Screening" vorbei. Der Film wird ganz bewusst beendet, symbolisch ausgeschaltet.

Nach einer kurzen Pause zum Innehalten und In-sich-hinein-Spüren folgt dann der dritte Teil der Traumadurcharbeitungssitzung, die Nachbesprechung.

6.2.3 *Phase 3: Nachbesprechung*

Dein Therapeut wird dich fragen, wie es dir jetzt geht und welche Gedanken, Gefühle und Körperempfindungen noch bei dir „an der Oberfläche" sind. Zudem wird er erfahren wollen, wie belastend sich das Ereignis jetzt noch anfühlt (auf der „Belastungsskala" von 0–10). Dabei kann die Belastung schon im Vergleich zum Beginn der Sitzung abgenommen haben, aber das muss nicht unbedingt sein. Manchmal nimmt die Belastung auch erst im Verlauf der nächsten Tage und Wochen ab. Denn die Verarbeitungsprozesse, die durch die Konfrontation angestoßen wurden, laufen weiter. Es wird also kein bestimmtes Ergebnis bei der Frage nach der Belastungsintensität erwartet, es dient lediglich einer ersten Einschätzung. Und es soll auch sicherstellen, dass der Therapeut nicht übersieht, wenn der Klient noch hoch belastet ist und weitere Unterstützung braucht.

Am Ende der Nachbesprechung werden noch einige informative Hinweise gegeben, etwa dass die Durcharbeitungssitzung noch „nachwirken" kann. Es braucht eine Weile, bis sich das in der Konfrontation Erlebte gesetzt hat. Ich gebe schon vor der Screensitzung den Rat, sich für diesen Tag nichts körperlich Anstrengendes oder emotional Aufwühlendes mehr vorzunehmen, sondern sich bewusst Ruhe zu gönnen. Ratsam ist auch, nach einer Konfrontationssitzung nicht direkt selbst Auto zu fahren, sondern sich entweder eine längere Pause zu gönnen, öffentliche Verkehrsmittel zu nutzen oder sich abholen zu lassen.

Darüber hinaus empfehle ich auch, einen vertrauten Menschen einzuweihen und zu bitten, an diesem Tag in der Zeit nach der Sitzung verfügbar zu sein. Diese Person muss nicht unbedingt direkt bei der Betroffenen sein, aber ansprechbar und erreichbar sollte sie sein, falls es nötig ist. Ideal sind auch leichte Spaziergänge an der frischen Luft, denn der Rhythmus des Gehens macht den Kopf frei und unterstützt den weiterlaufenden Verarbeitungsprozess.

Zusätzlich gebe ich den Tipp, alles was nach der Traumadurcharbeitung an die Oberfläche kommt, aufzuschreiben. Dann kann man es in der nächsten Therapiestunde aufgreifen, denn alles, was sich jetzt zeigt, ist wertvoll und wichtig. Das ist auch der Grund dafür, warum es nach der RebiT-Methode in einem Zeitraum von ein bis drei Tagen eine zweite Nachbesprechung gibt. Das kann auch telefonisch erfolgen, je nach Wunsch und Stabilität des Klienten. Auf jeden Fall sollten die Betroffenen die Möglichkeit zu einem weiteren Gespräch haben, wenn im Nachgang noch etwas an die Oberfläche kommt, was schwierig auszuhalten ist. Es ist lediglich eine Vorsichtsmaßnahme, die du vielleicht gar nicht brauchst.

Mutmacher

Du kannst ruhig mutig auf die Durcharbeitungssitzung zugehen. Die sanfte und doch sehr wirksame RebiT-Methode trägt mit dazu bei, dass die Konfrontation gut vertragen wird und es den meisten auch direkt danach sowie in den darauffolgenden Tagen gut geht.

6.3 FAQs zur Traumadurcharbeitungssitzung am Beispiel einer NaTs-Sitzung

Im obigen Abschnitt hast du viele neue Informationen erhalten, die bestimmt verschiedene Gedanken, vielleicht auch Sorgen bei dir ausgelöst haben. Vielleicht sind bei dir auch Fragen aufgetaucht. Bevor ich auf die am häufigsten gestellten Fragen eingehe, stelle ich dir eine komplette Traumadurcharbeitungssitzung in Protokollform vor. Eventuell klären sich durch das Mitverfolgen schon einige Fragen.

Zum Hintergrund:

Herr L. (25) ist Krankenpfleger. Seit einem Jahr leidet er unter starken Ängsten, manchmal sind es diffuse Ängste, meist aber Krankheitsängste. In der Kindheit hat er sowohl Gewalt als auch Vernachlässigung erfahren. Trotz dieser Belastung hat er in seinem Leben schon viel erreicht. Positive Bindungspersonen (der Großvater in der Kindheit, später ein stabiler Freundeskreis und eine haltgebende Partnerschaft) haben zu seiner Resilienz beigetragen. Der Verlust von mehreren ihm nahestehenden Menschen bringt ihn aktuell jedoch aus dem Gleichgewicht. In diesem Zusammenhang belasten ihn auch wieder seine traumatischen Kindheitserfahrungen.

Wir screenen sowohl alte Traumata (s. u.) als auch aktuelle, welche die Symptomatik derzeit auslösen.

THERAPEUTIN: „Wir hatten in der letzten Sitzung besprochen, dass Sie heute mithilfe der Bildschirmtechnik ein Ereignis von der Belastungsliste herausgreifen und intensiv bearbeiten möchten. Sie hatten auch schon ein Ereignis ausgewählt, von dem Sie meinen, dass es eine große Bedeutung für Ihr Leben hat und welches auch für viele ähnliche Ereignisse steht, an die Sie sich aber nicht so gut erinnern wie an dieses eine. Nun möchte ich Sie einfach noch einmal fragen, ob es bei unserem Plan bleiben soll, also ob Sie sich heute ausreichend stabil fühlen oder ob es Gründe gibt, die dagegensprechen, zum Beispiel ein aktuelles Thema, das sehr dringend ist.“

HERR L.: „Nein, es ist sonst nichts Dringendes, zwischendurch sind wieder Krankheitsängste aufgetaucht, aber die konnte ich gut wegdrängen.“

THERAPEUTIN: „Okay, prima, dann werde ich Ihnen zuerst noch einmal die Vorgehensweise erläutern. Das hatte ich in groben Zügen schon in der letzten Stunde getan. Auch über die Wirkweise hatten wir schon gesprochen.

Zuerst werden wir die belastende Erinnerung noch einmal aktivieren, indem Sie benennen, welche Bilder, Gedanken, Gefühle und Körperempfindungen damit verbunden sind. Danach werden wir das Ereignis wie einen ‚alten Film‘ auf einer imaginierten Leinwand gemeinsam betrachten. Die Besonderheit dabei ist, dass Sie nicht in der Ich-Form erzählen, sondern versuchen, in der dritten Person zu berichten. Sie können einfach sagen ‚er' oder *(Name).* Dies hat den Sinn, dass Sie ausreichend Distanz zum Geschehen haben, sozusagen eine Beobachterposition einnehmen und nicht emotional ‚hineinrutschen'. Es ist auch nicht schlimm, wenn das nicht durchgehend gelingt und Sie ab und zu ins ‚Ich' zurückfallen. Ich werde Ihnen dann helfen, wieder in die distanziertere Perspektive zu wechseln.

Wir werden den ‚alten Film' an mehreren Stellen anhalten, damit Sie an diesen Stellen wahrnehmen und beschreiben können, welche Bilder, Gedanken, Gefühle und Körperempfindungen beim Betrachten des Films bzw. des ‚Standbildes' auftauchen. Ich hatte Ihnen auch schon das Element ‚Wahrnehmen und weiteratmen' erläutert, mit dem ich Sie an wichtigen Stellen des Films begleiten werde. Nach dem Betrachten des Films schließen sich zwei Nachbesprechungen an: eine direkt noch am Ende dieser Sitzung und eine im Verlauf der nächsten Tage, um den Effekt der Sitzung zu überprüfen.

Nun benennen Sie bitte noch einmal, welches Ereignis Sie ausgewählt haben und wann es passierte."

(Das waren noch einmal ausführliche Erläuterungen, welche auch schon in der vorangegangenen Therapiestunde kurz erfolgt waren. Es folgt die Auswahl und das Benennen des Ereignisses, anschließend das Bild davor und danach).

HERR L. *(mit Blick auf die Belastungsliste):* „Ich hatte es ‚Nervenzusammenbruch mit Suizidalität meiner Mutter nach Streit mit Vater' genannt. Ich konnte es zeitlich nicht ganz exakt einordnen, es war ca. 2001, ich war acht oder neun Jahre alt."

THERAPEUTIN: „Um dem Ereignis eine Begrenzung zu geben, ist es erst einmal wichtig, ein Bild oder eine Szene davor und danach zu finden. Das Bild davor sollte noch nichts von dem eigentlichen Ereignis enthalten und das Bild danach sollte eines sein, wo wieder Normalität / Alltag herrschte und das Ereignis – zumindest erst einmal – in den Hintergrund getreten ist."

HERR L.: „Ein Bild davor könnte sein, als ich mit meiner Schwester im Wohnzimmer sitze und Fernsehen schaue, es ist Nachmittag, wir haben das oft gemacht. Ja, das war direkt, bevor es losging, und da waren wir noch entspannt, wir haben das immer gerne gemacht."

THERAPEUTIN: „Das passt sehr gut. Und danach? Fällt Ihnen eine Szene danach ein, als alles vorbei war, wieder normaler Alltag oder sogar etwas Positives war?"

HERR L.: „Schön war immer, wenn ich mit meiner Schwester bei den Großeltern war, da habe ich oft mit meinem Großvater so handwerkliche Sachen gemacht. Das fand auch nach dem Ereignis wieder statt."

Therapeutin: „Gut, dann haben wir ja die beiden Bilder. Jetzt fangen wir an, das Ereignis zu aktivieren, indem ich bestimmte Fragen dazu stelle.

(Jetzt beginnt Phase 1: Netzwerkaktivierung.)

Nun bitte ich Sie, an das belastende Ereignis zu denken. Wir können es uns ja wie einen Film vorstellen. Angenommen, Sie sollten die *schlimmste Stelle* auswählen, den Film also an der Stelle anhalten, an der die schlimmste Szene erscheint, als Standbild oder sehr kurze Szene – was würden Sie auswählen?“

Herr L.: „Es ist die Stelle, wo Mutter zusammengekauert in der Zimmerecke in der Küche hockt, schreit und weint gleichzeitig, ich stehe daneben und versuche Kontakt zu ihr aufzunehmen, aber sie reagiert nicht. Neben mir steht meine kleine Schwester.“

Therapeutin: „Das haben Sie sehr klar und schnell gefunden und das ist auch wirklich ein sehr eindrückliches Bild. Jetzt bitte ich Sie, dieses schlimmste Bild vor Ihrem inneren Auge zu betrachten und darauf zu achten, welcher Satz, welcher Gedanke Ihnen beim Betrachten in den Sinn kommt. Versuchen Sie einen Satz zu finden, der mit ‚Ich bin …‘ beginnt.“ *(Dies ist die Frage nach dem negativen Gedanken, den er durch das Trauma verinnerlicht hat.)*

Herr L. *(denkt eine Weile angestrengt nach):* „Ich bin hilflos.“

Therapeutin: „Ja, das passt sehr gut. Und wenn Sie jetzt einmal überlegen, was für Sie heute das Gegenteil, sozusagen das positive Gegenstück zu der Aussage ‚Ich bin hilflos‘ wäre, wie würden sie das formulieren?“*(Frage nach dem dazu passenden positiven Gedanken, dem „Gegengift“.)*

Herr L.: „‚Ich habe es im Griff‘ oder ‚Ich habe die Kontrolle‘.“

Therapeutin: „Wenn Sie sich für eine dieser beiden Aussagen entscheiden müssten, für die, die noch ein bisschen positiver klingt, für welche würden Sie sich entscheiden?“

Herr L.: „‚Ich habe die Kontrolle‘ klingt noch beruhigender.“

Therapeutin: „Dann halte ich das fest *(alle Antworten werden schriftlich festgehalten).* Wenn Sie sich noch einmal die schlimmste Szene anschauen und sich dazu den Satz sagen ‚Ich bin hilflos‘, welche Gefühle kommen dann in Ihnen hoch?“

Herr L.: „Angst, ziemlich starke Angst.“

Therapeutin: „Sind neben der Angst noch andere Gefühle spürbar?“

Herr L.: „Es macht mich auch traurig.“

Therapeutin: „Sie können das wirklich sehr gut und klar benennen. Wir machen weiter: Sie stellen sich das schlimmste Bild vor, denken an den Satz ‚ich bin hilflos‘ und nehmen das Gefühl von Angst und Traurigkeit wahr. Wo im Körper spüren Sie die Angst und die Traurigkeit, denn wir fühlen ja mit unserem Körper.“

Herr L.: „Im Magen und im Brustbereich.“

Therapeutin: „Was spüren Sie da?“

Herr L.: „Ich spüre einen Druck im Magen und ein Kribbeln im Brustbereich." *(Er ballt eine Faust und hält sie auf Magenhöhe, dann legt er die flache Hand auf die Brust.)*

Therapeutin: „Ja, das sehe ich, wie unangenehm das ist. Wenn wir jetzt noch einmal alles zusammenfassen: Das schlimmste Bild, den Satz ‚Ich bin hilflos', die Gefühle von Angst und Traurigkeit, den Druck im Magen und das Kribbeln in der Brust – wie stark ist jetzt die Belastung auf der Ihnen bekannten Skala von 0–10?"

Herr L.: „7–8."

Therapeutin: „Gut, jetzt haben wir das Ereignis gut aktiviert. Wir kommen jetzt zur eigentlichen Filmbetrachtung.
Bevor wir starten, ist wichtig, dass Sie wissen, Sie können jederzeit die Filmbetrachtung unterbrechen, wenn es für Sie zu schwierig wird. Sie können einfach ‚Stopp' sagen oder eine Hand heben. Wir unterbrechen dann und überlegen gemeinsam, wie wir weitermachen.
Um den Film gemeinsam zu betrachten, verändern wir ein wenig unsere Sitzposition. Wir verschieben unsere Stühle so, dass wir nebeneinander sitzen und in Richtung der imaginierten Leinwand schauen *(als „Leinwand" oder „Bildschirm" pinnt ein großes Flipchart-Papier an der Wand).*
Sie bestimmten den Abstand, so wie es für Sie angenehm ist *(Herr L. rückt seinen Stuhl zurecht).* Jetzt schauen wir beide in Richtung ‚Leinwand' und beginnen mit der Filmbetrachtung, indem Sie zuerst einmal das ‚Bild davor' beschreiben, welches Sie vorhin ausgewählt haben.
Denken Sie bitte auch daran, in der dritten Person zu sprechen wegen des Abstands zum Geschehen."

Herr L.: „Er ist mit seiner kleinen Schwester gemeinsam im Wohnzimmer und schaut Fernsehen. Es ist eine entspannte Situation, weil die beiden das ganz gerne machen. Es ist Nachmittag."

Therapeutin: „Dann gehen wir nach diesem entspannt-neutralen Bild jetzt zum Hauptfilm über. Fangen Sie bitte an zu schildern, was jetzt im eigentlichen Film als erstes geschieht."

Herr L.: „Als erstes hören die beiden ein Knarren. Das kommt daher, dass der Vater, der nachmittags geschlafen hat, aufgestanden ist. Da das Schlafzimmer über dem Wohnzimmer ist, hört man das Knarren der Dielen, wenn der Vater aufsteht, und man hört dann auch die Schritte, wenn er die Treppe herunterkommt. Die Mutter ist in der Küche und die beiden Kinder wissen schon, weil sie das kennen, dass es dann damals zu dieser Zeit meistens Streit zwischen den Eltern gibt, wenn der Vater aufsteht und in die Küche geht. Die beiden fangen an zu stänkern und dann kommt es schnell zum Streit."

Therapeutin: „Wenn Sie sich den Jungen anschauen, sozusagen Ihr jüngeres Ich, was fällt Ihnen da auf, was kann man beobachten?"

Herr L.: „Ich sehe, dass er angespannter wird und die Spannung immer weiter steigt, weil er schon weiß, was kommen wird.“

Therapeutin: „Wenn Sie den Film an dieser Stelle kurz anhalten und sich das noch einmal anschauen, was Sie eben beschrieben haben, dass er immer angespannter wird, was empfinden Sie jetzt beim Betrachten dieser Szene?“

Herr L.: „Angst, ja viel Angst und Unruhe.“

Therapeutin: „Wo im Körper spüren Sie diese Angst?“

Herr L.: „Im gesamten Brustbereich. Wieder das Kribbeln.“

Therapeutin: „Nehmen Sie dieses Kribbeln im Brustbereich ganz bewusst wahr und atmen Sie ganz ruhig und gleichmäßig weiter. Achten Sie bitte darauf, ob sich das Gefühl verändert oder gleichbleibt, abschwächt oder verstärkt oder ob ein anderes Gefühl auftaucht.“

Herr L. *(nach einer Weile des Nachspürens):* „Im Moment bleibt es gleich stark.“

Therapeutin: „Nehmen Sie bitte noch einmal fünf etwas tiefere Atemzüge, bei denen Sie dieses Gefühl bewusst wahrnehmen.“

Herr L. *(nachdem er tief ein- und ausgeatmet hat):* „Jetzt lässt es etwas nach. Es ist nicht mehr so unangenehm.“

Therapeutin: „Dann lassen Sie bitte den Film ein Stückchen weiterlaufen. Was geschieht jetzt, was können Sie beobachten und beschreiben?“

Herr L.: „Es bleibt erst einmal bei der unangenehmen Situation, dass die beiden dort sitzen und fernsehen und gleichzeitig die Spannung steigt, weil sie merken, dass sich da was anbahnt, eben so, wie sie es kennen und wie es so oft passiert. Einfach schrecklich.“

Therapeutin: „Wie merken die beiden das?“

Herr L.: „Erst das Knarren, dann die Schritte auf der Treppe, dann wird es von der Küche her immer lauter, weil die Eltern sich streiten. Das läuft immer nach dem gleichen Muster ab, er fängt an zu stänkern, dann gibt ein Wort das andere, es ist egal, worum es eigentlich geht, dann Brüllen und Schreien, manchmal poltert es dann, weil es handgreiflich wird.“

Therapeutin: „Wenn Sie diese Filmsequenz betrachten, in der sich das anbahnt und steigert, was nehmen Sie jetzt *beim Betrachten* wahr?“

Herr L.: „Wieder Angst und es macht mich auch wütend.“

Therapeutin: „Da ist noch die Wut hinzugekommen. Wo im Körper spüren Sie die Angst und die Wut?“

Herr L.: „Wieder im Brustbereich, aber jetzt auch im Magen.“

Therapeutin: „Legen Sie ruhig einmal eine Hand auf die Stelle, wo es am stärksten spürbar ist. *(Herr L. legt seine rechte Hand auf die Magengrube.)* Wahrnehmen und ruhig weiteratmen … ganz ruhig und gleichmäßig weiteratmen … und achten Sie darauf, ob sich etwas verändert.“

(Die Hand auf die Stelle der gerade aktuellen Körperempfindung zu legen, macht sie einerseits noch besser spürbar und hat andererseits trotzdem eine leicht beruhigende Wirkung.)

HERR L. *(nach einer Weile des bewussten Atmens):* „Ja, es lässt deutlich nach, ich werde ruhiger."

THERAPEUTIN: „Ja, Sie machen das sehr gut. Es ist gut, dass Sie diese Gefühle noch einmal bewusst spüren. Das ist sehr verständlich und auch berechtigt, dass Ihnen das Angst macht und Sie auch wütend sind. Wenn Sie den Eindruck haben, das Gefühl ist wieder ausreichend abgeklungen, lassen Sie bitte den Film weiterlaufen. Was geschieht jetzt?"

HERR L.: „Der Streit ist jetzt sehr laut geworden, es hat kräftig gepoltert, die beiden Kinder vorm Fernseher können das jetzt nicht mehr ausblenden, sie stehen auf und gehen in Richtung Küche, haben Angst davor, was sie da erwartet."

THERAPEUTIN: „Woran erkennen Sie bei der Filmbetrachtung, dass die beiden Angst haben?"

HERR L.: „Ich sehe es an ihrem Gesichtsausdruck. Und die kleine Schwester, die ist doch noch so jung, die bleibt ein bisschen hinter dem großen Bruder zurück, versteckt sich hinter ihm."

THERAPEUTIN: „Oh ja, die ist ja wirklich noch klein. Was passiert jetzt?"

HERR L.: „Die beiden gehen in die Küche und sehen, dass da die Mutter in der Zimmerecke hockt, so zusammengekauert, dabei schreit und weint, alles durcheinander. Der Vater ist schon weggegangen. Und was besonders schlimm ist, sie reagiert überhaupt nicht auf mich, als ich versuche, mit ihr zu reden."

THERAPEUTIN: „Der Junge spricht mit seiner Mutter, versucht es zumindest?"

HERR L.: „Ja, er steht direkt neben ihr und spricht sie an, er ist ganz verzweifelt, sie reagiert gar nicht auf ihn. Schreit und weint und immer wieder solche Sachen, die in Richtung Selbstmord gehen. Er ist ja noch ein Kind und die Schwester, die ist ja auch noch dabei, die ist ja sogar noch kleiner."

THERAPEUTIN: „Wenn Sie die Szene ganz genau beschreiben würden, wo befindet sich jetzt der Junge und wo die Schwester?"

HERR L.: „Der Junge steht direkt neben der Mutter, die Schwester etwas weiter weg, die ist sehr verängstigt."

THERAPEUTIN: „Jetzt sind wir bei der Szene angekommen, die Sie zu Beginn als ‚schlimmstes Bild' bezeichnet haben. Ich fasse noch einmal zusammen, was Sie beschrieben haben: Die Mutter hockt zusammengekauert in einer Ecke der Küche, sie schreit und weint, inhaltlich äußert sie Selbstmordabsichten. Der Junge steht neben ihr, versucht mit ihr zu reden, sie reagiert nicht. Die kleine Schwester steht etwas weiter weg.

Wenn Sie diese Szene sehen, welche Gefühle, Gedanken oder Körperwahrnehmungen sind jetzt bei Ihnen hier als Betrachter der Szene da?"

Herr L.: „Vor allem Hilflosigkeit (…) und Verzweiflung, das ist am stärksten da.“

Therapeutin: „Nehmen Sie auch diese starken Gefühle von Hilflosigkeit und Verzweiflung wahr und atmen Sie dabei ruhig und gleichmäßig weiter.“

Herr L. *(atmet hörbar, hält dann kurz inne):* „Und ich bin auch wütend, dass meine Mutter immer die Opferrolle einnimmt und es ihr anscheinend egal war, was ihre Suiziddrohungen mit uns Kindern gemacht haben. Immer wieder gab es diese furchtbaren Situationen, hier war es irgendwie besonders schlimm.“

Therapeutin: „Ja, das ist sehr gut verständlich und auch berechtigt, dass sich da neben der Hilflosigkeit und Verzweiflung auch Wut zeigt. Diese Gefühle, die Hilflosigkeit, Verzweiflung und Wut, wo im Körper spüren Sie die?“

Herr L.: „Wieder das Kribbeln in der ganzen Brust und das komische Gefühl im Magen.“

Therapeutin: „Legen Sie ruhig noch einmal Ihre Hände auf die Bereiche, wo das Gefühl am stärksten ist. *(Herr L. legt eine Hand auf die Brust.)* Wahrnehmen – weiteratmen … Achten Sie darauf, ob sich etwas verändert, ob das Gefühl stärker oder schwächer wird oder etwas Neues auftaucht.“

Herr L.: „Nein, etwas Neues taucht nicht auf, aber das Gefühl wird ein ganz kleines bisschen schwächer.“

Therapeutin: „Dann nehmen Sie sich noch ein bisschen mehr Zeit, spüren Sie weiter bewusst hin. Wahrnehmen – weiteratmen. Nehmen Sie auch ein paar noch tiefere Atemzüge und versuchen Sie, etwas verlängert auszuatmen.“

Herr L. *(nach einer Weile des bewussten Atmens):* „Jetzt hat es nachgelassen, ist nur noch wenig Kribbeln da.“

Therapeutin: „Das ist sehr gut so. Jetzt lassen Sie bitte den Film etwas weiterlaufen.“

Herr L.: „Nach dieser Szene weiß ich nicht mehr genau, wie es weiterging, das verschwimmt etwas.“

Therapeutin: „Das macht nichts. Schildern Sie es einfach so gut, wie Sie es rekonstruieren können, das ist völlig in Ordnung.“

Herr L.: „Ich glaube, die Mutter ist dann rausgegangen, das hat sie in solchen Situationen oft gemacht, keine Ahnung, wohin, wahrscheinlich, um sich irgendwie abzuregen. Aber das war natürlich immer sehr schlimm für uns Kinder, weil sie ja vorher von Selbstmord gesprochen hat. Da war immer die Angst, was denn passiert, ob etwas Schlimmes passiert oder sie sich etwas antut. Manchmal kam sie erst Stunden später wieder.“

Therapeutin: „Ja, das muss schlimm für die beiden gewesen sein. Angenommen, die Mutter ist auch in diesem Film weggegangen, was war dann mit den Kindern? Was geschieht jetzt?“

Herr L.: „Die sind dann einfach zu den Großeltern gegangen, die wohnten ja in der Wohnung darunter und die waren auch meistens zu Hause.“

Therapeutin: „An dieser Stelle halten wir den Film noch einmal kurz an. Wenn Sie diese Szene betrachten: die Mutter ist weg und die Kinder gehen zu den Großeltern – was nehmen Sie als Betrachter wahr, welche Gefühle, Gedanken oder Körperempfindungen tauchen auf?"

Herr L.: „Da ist jetzt hauptsächlich Wut, weil ich nicht verstehen kann, wie eine Mutter ihre Kinder so alleine lassen kann, so gar nicht sehen kann, was die brauchen und wie es denen geht."

Therapeutin: „Ja, das ist gut nachvollziehbar. Nehmen Sie sich Zeit, auch dieses berechtigte Gefühl von Wut wahrzunehmen, und atmen Sie dabei ruhig und gleichmäßig weiter."

Herr L.: „Die Wut wird eher noch stärker."

Therapeutin: „Alles, was auftaucht, ist völlig in Ordnung. Dann nehmen Sie sich die Zeit, die Stärke dieser Wut zu spüren, wo im Körper spüren Sie die Wut?"

Herr L.: „Im Magen. (…) jetzt lässt sie nach."

Therapeutin: „Das ist gut so. Dann können Sie den Film wieder weiterlaufen lassen, wenn Sie das Gefühl haben, jetzt ist es okay."

Herr L.: „Ja, die Kinder gehen dann zu den Großeltern in die Wohnung. So war es sehr oft nach solchen Eskalationen."

Therapeutin: „Was machen die Kinder dort? Wenn Sie sich in diesem Fall nicht genau erinnern, können wir uns anschauen, wie es am wahrscheinlichsten gewesen ist. Sie sagten ja, dass es oft ähnliche Szenen wie bei diesem Ereignis gab."

Herr L.: „Die Kinder machen da so ganz normale Sachen. Der Junge hat oft mit dem Opa so handwerkliche Sachen gemacht, das war immer richtig gut. Die jüngere Schwester war mehr mit der Oma zusammen."

Therapeutin: „Wenn ich das richtig sehe, sind wir dann ja bei dem ‚Bild danach' angekommen. Da hatten Sie so ein Bild in der Wohnung der Großeltern ausgewählt, wo Sie und Ihre Schwester schöne Dinge mit den Großeltern machen und sich gut fühlen."

Herr L.: „Ja das stimmt, das war gut. Man fühlte sich gut und konnte das davor vergessen oder verdrängen."

Therapeutin: „Dann schauen Sie sich dieses ‚Bild danach' noch einmal in Ruhe an. Was nehmen Sie an Gefühlen, Gedanken oder Körperempfindungen wahr, wenn Sie es betrachten?"

Herr L.: „Erleichterung. Und Ruhe. Da waren die Kinder aufgehoben. Man hat sich einfach gekümmert."

Therapeutin: „Dann nehmen Sie sich bitte noch einmal Zeit, dieses Gefühl von Erleichterung ganz bewusst wahrzunehmen, und atmen Sie dabei ruhig und gleichmäßig weiter, bis Sie das Gefühl haben, dass es okay ist."

Herr L. *(nach einer Weile)*: „Ja, jetzt ist es okay. So ist es erst einmal okay, vorerst ist das Schlimmste vorbei. In dieser Situation zumindest."

THERAPEUTIN: „Dann beenden wir an dieser Stelle den Film bzw. schalten ihn aus. Wir setzen uns jetzt wieder so hin, wie wir vor der Filmbetrachtung gesessen haben *(beide rücken ihre Stühle zurück in die ursprüngliche Position)* und machen gleich noch die Nachbesprechung. Nehmen Sie sich bitte einen Moment Zeit, auch innerlich wieder umzuschalten. Wenn Sie mögen, können Sie sich gerne etwas zu trinken nehmen.“

HERR L.: „Nein, danke, vielleicht später.“

(Kurze Pause – dann beginnt die erste Nachbesprechung)

THERAPEUTIN: „Was ist jetzt noch nach der Filmbetrachtung da, wenn Sie an das belastende Ereignis denken? Welche Gedanken, Gefühle oder Körperempfindungen sind zurückgeblieben?“

HERR L.: „Ein bisschen ist von der Wut und der Hilflosigkeit noch zu spüren, aber nur schwach.“

THERAPEUTIN: „Wo im Körper spüren Sie das?“

HERR L.: „Im ganzen Brustkorb, aber nur ganz schwach.“

THERAPEUTIN: „Das ist völlig in Ordnung, manchmal ist es so, dass so ein Gefühl noch eine Weile ‚nachhallt‘, wenn man es so stark aktiviert hat. Ist noch mehr zurückgeblieben?“

HERR L.: „Der Gedanke, dass wir doch noch Kinder waren und man so etwas mit Kindern nicht machen, denen so etwas nicht zumuten kann, das ist völlig daneben. Und dass ich total überfordert war damit, ich konnte einfach nichts machen.“

THERAPEUTIN: „Das sind ganz wichtige Erkenntnisse und Gedanken, die uns auch noch in den nächsten Stunden beschäftigen werden.

Wenn Sie das noch einmal alles zusammenfassen, die Reste von Hilflosigkeit und Wut, die Gedanken, wie unzumutbar und überfordernd das für Sie war, verbunden mit den nachklingenden Bildern des Films – wie belastend fühlt sich das jetzt noch für Sie an auf der Ihnen bekannten Skala von 1 bis 10?“

HERR L.: „4.“

THERAPEUTIN: „Sehr gut! Dann ist also die Belastung schon ein ganzes Stück zurückgegangen. Meistens ist es nach solchen Sitzungen so, dass sie noch eine Weile nachwirken, sich das alles noch ein bisschen „setzt“ und auch im weiteren Verlauf die Belastung durch das Ereignis sinkt. Das ist schon sehr erfreulich, dass es jetzt so deutlich gesunken ist. Können Sie sich noch an Ihren positiven Satz erinnern, der mit ‚Ich bin‘ beginnt?“

HERR L.: „‚Ich habe die Kontrolle.‘“

THERAPEUTIN: „Ja, das haben Sie sich sehr gut gemerkt. Dieser Satz wird in unseren weiteren Sitzungen sicher auch noch eine größere Rolle spielen. Wir haben heute gesehen, dass das für Sie ein wichtiges Thema ist, Kontrolle zu haben, so gut es eben möglich ist, Kontrolle zu haben oder wiederzubekommen.

Spüren Sie jetzt bitte noch einmal in sich hinein: Gibt es noch irgendetwas, was Sie in Bezug auf das bearbeitete Ereignis und die Filmbetrachtung sagen möchten, was noch wichtig zu ergänzen ist?"

HERR L.: „Nein, im Moment nicht."

THERAPEUTIN: „Okay, dann beenden wir jetzt die Sitzung. Ich glaube, das war sehr anstrengend für Sie, aber Sie haben gut durchgehalten. Ich möchte Sie noch darauf hinweisen, dass die Verarbeitungsprozesse, die wir hier angestoßen haben, weitergehen. Rechnen Sie damit, dass alles noch nachwirkt, und es wäre gut, sich heute und in den kommenden zwei Tagen Ruhe zu gönnen, sich keinen außergewöhnlichen Belastungen auszusetzen.

Sie können sich alles, was noch an Gedanken, Gefühlen und Körperempfindungen an die Oberfläche kommt, notieren und Ihre Notizen zur nächsten Sitzung mitbringen. Sollten sehr belastende Gefühlszustände auftreten, können Sie sich telefonisch bei mir melden. Wir können dann sehen, ob es reicht, telefonisch darüber zu sprechen, oder ob wir einen Zusatztermin vereinbaren müssen. Ansonsten haben wir ja einen sehr zeitnahen nächsten Termin bereits vereinbart, wo wir dann noch eine ‚Nachlese' der heutigen Sitzung machen können. Ist das so in Ordnung für Sie? Haben Sie noch Fragen?"

HERR L.: „Nein, ich glaube, ich werde klarkommen. Ich kann das immer ganz gut wegschieben."

THERAPEUTIN: „Das ist prima und auch in Ordnung. Alles, was ich eben gesagt habe, ist auch nur zu Ihrer Sicherheit, sozusagen als Back-up. Oft kommt auch gar nichts weiter hoch und vielleicht denken Sie überhaupt nicht mehr über die Sitzung nach, auch das ist okay."

Die zweite Nachbesprechung fand fünf Tage nach der Screensitzung statt.

Vielleicht haben sich jetzt schon einige Fragen zum Ablauf einer Traumadurcharbeitung für dich geklärt. Zumindest hast du ein ganz praktisches Beispiel vor Augen.

Da von Betroffenen oft ganz ähnliche Fragen im Zusammenhang mit der Traumakonfrontation gestellt werden, möchte ich auf einige im Folgenden genauer eingehen. Gerne kannst du mir auch weitere Fragen per Mail an praxis@alice-romanus.de schicken. Ich werde auf jeden Fall antworten.

Häufige Fragen zum Thema Traumakonfrontation:

Kann eine Traumakonfrontation auch schiefgehen?

Nicht immer hat eine Traumakonfrontation den gewünschten entlastenden Effekt. Nach meinen Erfahrungen mit der RebiT-Methode betrifft das ca. zehn bis 15 Prozent der Behandlungen. Das ist für alle Beteiligten enttäuschend und kann ganz unterschiedliche Ursachen haben. Vielleicht war der Klient noch nicht stabil genug oder es gab noch zu viele aktuelle Belastungsfaktoren. Vielleicht handelte es sich um besonders schwere oder sich wiederholende Traumatisierungen, die einer wesentlich längeren Begleitung bedürfen.

Allerdings habe ich persönlich noch nie erlebt, dass ein Klient nach dem schonenden Vorgehen der RebiT-Methode und einer guten Vorbereitung durch die Konfrontation in einen schlimmen Zustand geraten wäre. Intensive Nachbetreuung kann belastende Nachwirkungen in der Regel gut auffangen. Schwierig kann es werden, wenn durch Krankheit oder aus anderen Gründen ausgefallene Stunden der Abstand zwischen der Screensitzung und der zweiten Nachbesprechung zu groß wird.

Kann ich während einer Traumadurcharbeitung Fehler machen?

Nein, die Verantwortung für das Durchführen und Anleiten der Traumakonfrontation trägt die Therapeutin. Du kannst nichts falsch machen. Wenn du etwas nicht verstehst, kannst du nachfragen und es dir noch einmal erklären lassen. Ein bisschen Aufregung ist normal und verständlich.

Was ist, wenn ich die Sitzung nicht durchhalten kann?

Ein guter Therapeut wird dir zwar Mut machen und dich motivieren, aber niemals zwingen. Es ist einer der wichtigsten Grundsätze und muss unbedingt auch vorher vereinbart werden, dass du jederzeit Stopp sagen kannst. Ich vereinbare dazu mit den Klienten ein Stopp-Zeichen wie z. B. Handheben, weil verbale Äußerungen unter emotionalem Druck manchmal schwerfallen können.

Du bist völlig frei, jederzeit die Sitzung abzubrechen. Allerdings passiert es tatsächlich extrem selten. Dies hat wiederum mit der „guten Verträglichkeit“ der Methode zu tun. Nicht ohne Grund heißt die Methode „resilienz- und *bindungs*orientierte Traumatherapie.“ Das Vertrauen und die Verlässlichkeit zwischen Therapeutin und Klient stehen an erster Stelle. Zwang ist ausgeschlossen.

Wie lange dauert so eine Sitzung? Ist die Zeit begrenzt?

Auch das ist eine Besonderheit der RebiT-Methode: Die Zeit einer Traumakonfrontationssitzung sollte sehr begrenzt sein. In der Regel dauert sie eine bis eineinhalb Therapiesitzungen (50 bis max. 90 Minuten).

Was ist, wenn ich dissoziiere (Erklärungen zum Dissoziieren siehe Seite 75 ff.)?

Das kann bei einer Traumadurcharbeitungssitzung passieren. Besonders bei Klienten, die auch sonst im Alltag häufig dissoziieren. Der direkte Kontakt zum Therapeuten bietet hier einen gewissen Schutz. Denn durch die enge Begleitung bei einer Screensitzung merkt ein gut ausgebildeter und empathischer Therapeut schon früh, wenn du beginnst zu dissoziieren. Er hilft dir dann dabei, dich wieder zu reorientieren (Erläuterungen zum Reorientieren siehe Seite 76 f.).

Wenn schon vorher klar ist, dass jemand oft und stark dissoziiert, gibt es bei der RebiT-Methode besondere Tools, die dabei helfen, ein Abgleiten in dissoziierte Zustände frühzeitig zu erkennen. Diese Tools umfassen Skalen mit Symbolen, die unterschiedliche Grade von Dissoziation darstellen (siehe Abbildung 6.2). Mithilfe dieser Skalen kannst du selbst einschätzen, wie gut geerdet und präsent du gerade bist. Zeigt sich eine beginnende Dissoziation, kann deine Therapeutin sofort helfen, dich wieder zu reorientieren.

Sollte sich herausstellen, dass es aufgrund von zu starker Dissoziationsneigung nicht möglich ist, eine Screensitzung durchzuführen, bietet die RebiT- Methode eine noch schonendere und besonders wenig belastende Alternative: die Screenshot-Sitzung.

Im Gegensatz zur üblichen Screensitzung schaut sich die Traumabetroffene hier nicht den kompletten „Traumafilm“ an, sondern nur einzelne Bilder und diese nur ganz kurz. Gleichzeitig werden die eben erwähnten Selbsteinschätzungsskalen für Dissoziation in der Screenshotsitzung eingesetzt, sodass die Dissoziationsgefahr extrem gering ist.

		Notizen
Stufe 4 100 %	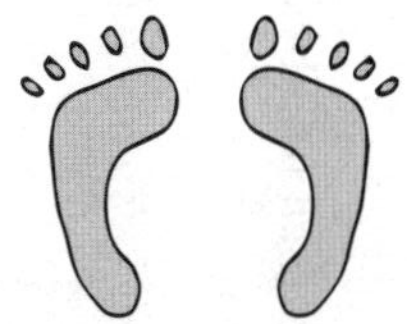	
Stufe 3 75 %	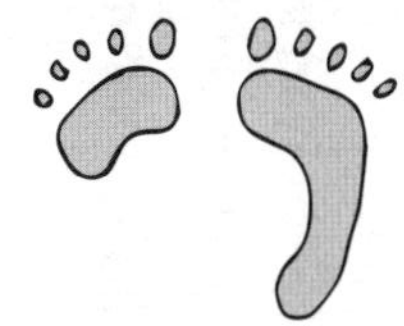	
Stufe 2 50 %	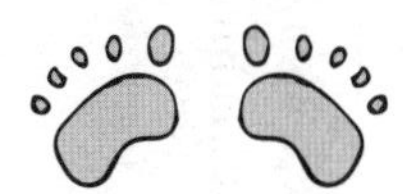	
Stufe 1 25 %	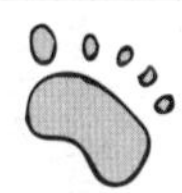	
Dissoziation		

		Notizen
Stufe 4 100 %	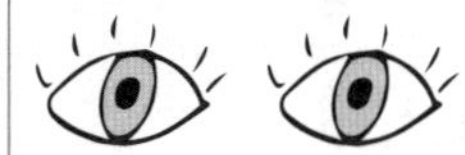	
Stufe 3 75 %	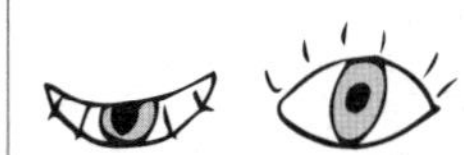	
Stufe 2 50 %	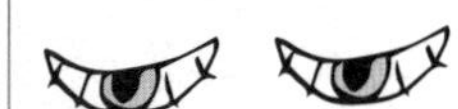	
Stufe 1 25 %	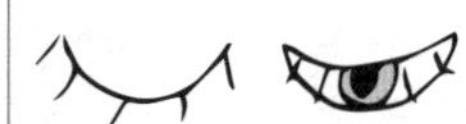	
Dissoziation		

Abbildung 6.2: Präsenz- und Sicherheitsskala, Variante I und II

Was ist, wenn ich unzählige Traumata erlebt habe (z. B. jahrelang wiederholte Gewalt oder psychische Demütigungen in der Kindheit)? Muss ich das alles per Screen bearbeiten?

Nein, das wäre viel zu belastend und auch praktisch gar nicht möglich. Es ist aber auch nicht nötig. Die Funktionsweise unseres Gehirn gewährleistet, dass mit der Bearbeitung eines traumatischen Ereignisses ähnliche Ereignisse meist mitverarbeitet werden. In der Therapie würde man in so einem Fall nach dem Prinzip des *first-worst-last* („erstes – schlimmstes – letztes [Ereignis]") vorgehen: Klient und Therapeut bearbeiten das *früheste erinnerte Ereignis,* dann das *schlimmste* und zum Schluss das *letzte Ereignis* dieser Art. Natürlich wird pro Screensitzung nur *ein* Ereignis bearbeiten.

Mutmacher

Es ist nicht nötig, dass du alle Belastungen und Traumata durcharbeitest. Wichtig ist, die wesentlichen Ereignisse, solche mit besonders gravierenden Auswirkungen auf das heutige Leben, zu bearbeiten. Ziel ist es, dass sich deine Lebensqualität verbessert und störende Symptome verschwinden oder zumindest deutlich nachlassen.

Was genau ist nach einer Screensitzung anders, wenn sie erfolgreich verlaufen ist?

Wie weiter oben erwähnt, stellt sich der Effekt oft nicht sofort, sondern meist erst im Verlauf von Tagen und Wochen ein. Die beiden wichtigsten Effekte sind, dass die gefühlte Belastung durch das Trauma deutlich reduziert wird und dass traumaassoziierte Symptome nachlassen. Flashbacks nehmen allmählich ab, negative Gedanken und Schuldgefühle lassen nach. Vermeidungsverhalten (Erläuterung zu Vermeidung siehe Seite 18) kann überwunden werden. Der innere Stresslevel nimmt deutlich ab, der Blick in die Zukunft hellt sich auf.

Gerne möchte ich Klientinnen und Klienten selbst zu Wort kommen und beschreiben lassen, wie sie die Effekte der Traumadurcharbeitung erleben:

> *„Die Erinnerung ist noch da, aber irgendwie weniger intensiv. Wie ein Buch, das zugemacht wurde."*
>
> *„Es ist immer noch schlimm, aber es hat mich nicht mehr in den Klauen."*
>
> *„Es war super anstrengend. Und es war sehr wichtig, endlich Worte dafür zu finden."*
>
> *„Es hat dem Ganzen etwas den gespenstigen Charakter genommen."*

6.4 Toxische Gedanken aufspüren, die das Trauma hinterlassen hat

Dadurch, dass du dir deinen „Traumafilm“ noch einmal mit Abstand aus der Beobachterperspektive angeschaut und deine Gedanken, Gefühle und Körperempfindungen deinem Gegenüber mitgeteilt hast, ist eine Menge passiert. Du hast nicht nur deinem Gehirn geholfen, die Erinnerung als wirklich „vorbei“ abzuspeichern. Du konntest auch wertvolle Erkenntnisse gewinnen und neue Perspektiven einnehmen. Und du kannst besser nachvollziehen, welche negativen Gedanken das Trauma in dein Gehirn „eingepflanzt“ hat, wo sie wie ein Gift lähmend und kraftraubend auf dich wirkten. Nach einer gut verlaufenen Traumadurcharbeitung ist diese „Giftpflanze“ wahrscheinlich herausgerissen worden.

Oft bleibt aber trotzdem etwas zurück. Metaphorisch gesprochen: Die Giftpflanze ist zwar weg, aber möglicherweise hat sie vorher ein paar Samenkörner hinterlassen. Damit diese gar nicht erst keimen können, ist es wichtig, noch weiter nachzuarbeiten. An einem konkreten Beispiel möchte ich Dir zeigen, was ich meine.

Angenommen, du bist im Dunkeln überfallen und ausgeraubt worden. Danach hat sich bei dir der Gedanke festgesetzt: „Ich bin total ohnmächtig und wehrlos.“ (Dieser Gedanke ist bildlich gesprochen die „Giftpflanze“, die dir das Trauma eingepflanzt hat.)

Du hast dann eine Traumatherapie gemacht und durch die Bearbeitung des Traumas konntest du neues Zutrauen zu dir selbst finden. Du bist wieder stabil und dir dessen bewusst, dass du dich in der Regel sehr wohl wehren kannst.

In Phasen von vermehrtem Stress oder wenn ein anderer Mensch sich dir gegenüber bedrohlich verhält, kann es aber sein, dass dieser alte Gedanke „Ich bin total ohnmächtig und wehrlos“ gelegentlich – wenn auch in abgeschwächter Form – wieder auftaucht. Als Reaktion darauf verhältst du dich vielleicht zu passiv oder ängstlich und setzt dich zu wenig zur Wehr. Solche gelegentlichen „Rückfälle“ in die Denk- und Verhaltensweisen aus der Zeit direkt nach dem traumatischen Erlebnis können immer wieder vorkommen.

Das einzig Hilfreiche ist dann, sich dessen klar zu werden, was da gerade geschieht, und sich bewusst anders zu verhalten. Dann können im Laufe der Zeit auch die Samenkörner, die die Trauma-Giftpflanze hinterlassen hat, verschwinden.

Deshalb ist es sehr wichtig, dass du gut darüber Bescheid weißt, welche „giftigen“ Gedanken mit deinem Trauma in Verbindung stehen und standen, denn dann kannst du auch die zurückgebliebenen Samenkörner besser loswerden.

Bei der Traumatherapie nach der RebiT-Methode wird es in der Zeit direkt nach der Traumakonfrontation immer wieder um diese verbliebenen Samenkörner gehen. Es wird sozusagen ein Stück „Nachlese" betrieben, damit deine Gedanken langfristig immer freier werden.

Ich möchte anhand einiger Beispiele deutlich machen, wie „giftige Gedanken" im Einzelfall aussehen können. In der Fachsprache nennt man sie „negative Kognitionen". Zu jeder negativen Kognition gibt es eine passende positive Kognition, die natürlich genau das Gegenteil aussagt. Gegen jede Giftpflanze hilft also ein ganz spezifisches Pflanzengift, um sie zu bekämpfen.

Negative und dazugehörige positive Kognitionen kann man vier verschiedenen Themenblöcken zuordnen:

- Sicherheit und Überleben,
- Schuld,
- Selbstwert sowie
- Wahlmöglichkeiten.

Der Autofahrer, der gerade die Kontrolle über sein Fahrzeug verliert und die Leitplanke auf sich zukommen sieht, könnte als negative Kognition benennen: „Ich sterbe jetzt" oder „Es ist aus mit mir". Diese gehören zur Dimension *Sicherheit und Überleben*. Die positive Kognition könnte sein: „Ich habe überlebt", „Ich bin lebendig" oder auch „Ich bin in Sicherheit".

Die Mutter, die gerade von der bösartigen Diagnose ihrer Tochter erfahren hat, könnte als negative Kognition „Ich kann es nicht aushalten" oder „Ich bin ohnmächtig" haben (Dimension *Wahlmöglichkeiten*). Die positive Kognition könnte sein: „Ich kann lernen, damit umzugehen" oder „Ich kann etwas tun".

Bei dem sechsjährigen Jungen, der erlebt, wie seine Mutter verletzt wird, könnte als negative Kognition „Ich bin in Gefahr" (Dimension *Sicherheit*) oder auch „Ich bin schuld" (Dimension *Schuld*) wirksam sein. Die dazugehörigen positiven Kognitionen könnten „Ich bin in Sicherheit" oder „Ich bin daran nicht schuld" sein.

Das zwölfjährige Mädchen, das einen sexuellen Übergriff durch ihren Trainer erlebt, könnte als negative Kognition „Ich bin schmutzig", „Ich muss mich schämen" (Dimension *Selbstwert*) oder auch „Ich bin daran schuld" (Dimension *Schuld*) verinnerlicht haben. Die dazugehörigen positiven Kognitionen könnten „Ich bin in Ordnung so, wie ich bin", „Ich darf mich achten" oder auch „ich bin nicht dafür verantwortlich" sein.

Die Frau, die im achten Monat ihr Kind verloren hat, könnte als negative Kognition „Ich bin wehrlos" (Dimension *Wahlmöglichkeiten*), „Ich habe einen Fehler gemacht" (Dimension *Schuld*) oder auch „Ich bin eine Versagerin" (Dimension *Selbstwert*) entwickelt haben. Entsprechende positive Kognitionen könnten sein: „Ich kann damit umgehen", „Ich habe keine Schuld daran" oder auch „Ich bin in Ordnung, wie ich bin".

Im Folgenden erhältst du eine Übersichtstabelle (Tabelle 6.1), damit das Prinzip der negativen und positiven Kognitionen ganz verständlich wird. Egal ob du schon in einer Therapie bist oder dieses Buch liest, um dich darauf vorzubereiten: Du kannst dir schon einmal Gedanken machen, um welche Themen und „Giftpflanzen" es möglicherweise bei deinem Trauma geht.

Aber Vorsicht: Versuche dabei so gut es geht, „im Kopf" zu bleiben. Denke darüber nach, ohne emotional zu sehr in die Trauma-Erinnerung hineinzurutschen. Gelingt dir das nicht, dann ist es besser, sich vorerst noch nicht damit zu beschäftigen bzw. sich für diese Übung professionelle Hilfe zu suchen. In einer Traumatherapie (nach dem RebiT-Konzept) wird es auf jeden Fall einen Platz haben.

Im weiteren Verlauf der Therapie findest du heraus, wie du in deinem Alltag ganz konkret dafür sorgen kannst, dass die zurückgebliebenen Samen der Trauma-Giftpflanze ihre Macht verlieren. Auch hierzu möchte ich dir ein Beispiel aus der traumatherapeutischen Praxis geben:

> *Eine 18-jährige Frau war von ihrem Vater unter Androhung von Gewalt gezwungen worden, sich von ihrem Freund zu trennen bzw. den Kontakt abzubrechen, was sie aus Angst auch getan hatte und worunter sie sehr litt. In der Traumasitzung war die negative Kognition dieses zwei Jahre zurückliegenden Ereignisses: „Ich bin unfrei." Die dazu passende positive Kognition lautete: „Ich bin frei." Durch das Herausarbeiten dieser positiven Kognition wurde ihr deutlich, dass es für die gerade anstehenden Entscheidungen (Studienwahl, Wahl des Wohnortes) sehr wichtig war, sich frei zu fühlen und sich selbst als frei anzusehen, statt sich primär nach den Wünschen anderer zu richten. In diesem Fall versuchten die Eltern, die Klientin dahingehend zu beeinflussen bzw. zu manipulieren, dass sie in der Nähe der Eltern blieb. Es gelang ihr in diesem Punkt, eine eigene Entscheidung zu treffen und es auszuhalten, dass diese den Eltern missfiel.*

Kognitionsdimension	Negative Kognition	Positive Kognition
Sicherheit / Überleben	„Ich sterbe / bin in Lebensgefahr.“ „Ich bin verloren.“ „Ich bin ausgeliefert.“ „Ich habe keine Kontrolle.“ „Ich bin schutzlos.“	„Ich lebe / bin in Sicherheit.“ „Ich bin in Sicherheit.“ „Ich kann für meine Sicherheit sorgen.“ „Ich habe jetzt Kontrolle.“ „Ich kann mich schützen / lernen, mich zu schützen.“
Schuld	„Ich bin schuld(ig).“ „Ich hätte es verhindern müssen.“ „Ich verdiene den Tod.“ „Ich bin nicht vertrauenswürdig.“ „Ich kann meinem Urteil nicht trauen.“	„Ich bin (daran) unschuldig.“ „Ich habe getan, was ich tun konnte.“ „Ich verdiene es, zu leben.“ „Ich bin vertrauenswürdig.“ „Ich kann meinem Urteil trauen.“
Selbstwert	„Ich bin wertlos.“ „Ich bin ein Versager.“ „Ich bin unwichtig.“ „Ich bin nicht liebenswert.“ „Ich bin nicht in Ordnung.“	„Ich bin wertvoll.“ „Ich bin kompetent.“ „Ich bin wichtig.“ „Ich bin liebenswert.“ „Ich bin in Ordnung.“
Wahlmöglichkeit	„Ich bin gefangen.“ „Ich bin hilflos / ohnmächtig.“ „Ich bin wehrlos.“ „Ich bin allein / verlassen.“	„Ich bin frei.“ „Ich kann etwas tun.“ „Ich kann mich wehren / schützen.“ „Ich bin gehalten, habe unterstützende Menschen um mich.“

Tabelle 6.1: Negative und positive Kognitionen in Abhängigkeit der vier Kognitionsdimensionen

Die Klientin hatte drei traumatische Situationen im Rahmen von Screensitzungen bearbeitet. Sie fühlte sich danach deutlich entlastet und freier. Im weiteren Verlauf der Therapie ging es immer wieder um Fragen wie:

> „Wenn es stimmt, dass ich frei bin, wie würde ich dann in der aktuellen Situation entscheiden?“
>
> Oder:
>
> „Wie könnte ich mich verhalten bzw. entscheiden, damit ‚Freisein‘ noch mehr Platz in meinem Leben hätte?“

Auf diese Weise werden den verbliebenen „Samenkörnern der Giftpflanze“ die Nährstoffe entzogen und man wird sie nach und nach los.

Diese nachbearbeitenden Schritte der Traumatherapie machen auch deutlich, dass die Traumadurcharbeitung nur ein Element ist. Die innere Arbeit, um die Traumafolgen zu reduzieren, geht danach noch weiter. Trotzdem schaffen die Screensitzungen oft große Entlastung führen zu wichtigen Erkenntnissen, mit denen man gut weiterarbeiten kann.

Auch in diesem Kapitel hast du ganz viele Informationen erhalten. Damit es nicht zu unübersichtlich wird, lass uns eine kurze Standortbestimmung machen. Wo stehen wir?

Wir haben uns schon intensiv mit den Elementen der Stabilisierungsphase beschäftigt. Du hast die wichtigsten Voraussetzungen für den Beginn von Phase II (Phase der Traumadurcharbeitung) kennengelernt und Kenntnisse darüber, wie Traumadurcharbeitungssitzungen nach der RebiT-Methode ablaufen. (Natürlich gibt es auch einige andere bewährte Traumakonfrontationstechniken. Es würde jedoch den Rahmen dieses Buches sprengen, sie alle aufzuführen.) Du hast auch ein Verständnis dafür entwickelt, dass die Traumadurcharbeitung eine wichtige Rolle spielt, aber die Arbeit an den Traumafolgen darüber hinaus noch weitergehen muss.

Nun kommen wir zur dritten Phase der Traumatherapie, der Phase der Trauer und Neuorientierung.

Teil IV

Trauer und Neuorientierung – die dritte Phase der Traumatherapie

7. Wiederanknüpfen an dein Leben

Man nennt die dritte Phase der Traumatherapie auch Phase der Trauer und Neuorientierung. Der Begriff „Neuorientierung“ deutet darauf hin, dass in dieser Phase ein Perspektivwechsel erfolgt. Der Fokus geht weg von dem Trauma und seinen Folgen, hin zu neuen Möglichkeiten und Chancen. Die Blockade ist aus dem Weg geräumt und jetzt kann sich dein Leben wieder positiv (weiter-)entwickeln.

Das klingt erst einmal sehr ermutigend und positiv – und soll es auch sein. Doch typisch für diese Phase ist auch, dass Trauer an die Oberfläche kommt. Trauer darüber, dass es dieses schlimme Ereignis in deinem Leben gegeben hat. Vielleicht hast du auch das Gefühl, dass dir Lebenszeit verloren gegangen ist, weil du so lange (fast) nur mit deinem Trauma und den Traumafolgen beschäftigt warst.

Wenn es sich um wiederholte Traumatisierungen in der Kindheit handelt, kann auch ein großer Schmerz hochkommen über das, was *nicht* da war (z. B. liebevolle Fürsorge, Geborgenheit, Schutz). Das Bewusstsein, dass es Dinge gibt, die man nicht komplett nachholen oder verändern kann, ist sehr schmerzhaft. Auch die Tatsache, dass vielleicht einige Auswirkungen des Traumas nicht ganz überwunden werden konnten, kann traurig stimmen.

Der Verlauf dieser Phase ist individuell sehr unterschiedlich. Es gibt Traumabetroffene, die nach Abschluss der Konfrontationsphase noch monatelang immer wieder sehr viel Trauer empfinden. Andere wenden sich relativ rasch neuen Zielen zu oder Zielen, die vor der Traumatisierung wichtig waren, dann aber aus dem Fokus geraten sind.

Beides ist völlig in Ordnung: „Alles darf, nichts muss!“

Deine Herausforderung in dieser Phase ist, alles, was hochkommt, wahrzunehmen, zuzulassen und allmählich wieder nach vorne zu schauen.

Die therapeutische Begleitung kann dich in dabei folgendermaßen unterstützen:

- Begleitung bei deiner Trauer
- Hilfe beim Finden hilfreicher Trauerrituale
- Unterstützung bei der Suche nach (neuem) Sinn
- Hilfestellung beim Formulieren neuer Ziele

7.1 Trauer – Dein Verlust zählt!

Warum die Trauer nach einem Trauma? Im Grunde genommen ist jedes Trauma eine Art Verlust. Nicht nur, wenn ein nahestehender Mensch stirbt oder ein Unfall lebenslange Folgen hinterlässt, auch andere traumatische Erlebnisse bedeuten einen Verlust an Lebensglück und können eine tiefe Sinnkrise auslösen.

Jeder Trauerprozess, ob traumabedingt oder nicht, kann allerdings auch ins Stocken geraten. Eine Ursache ist, dass wir in einer Gesellschaft leben, in der Trauer und Verlust immer noch häufig ein Tabu darstellen. Außenstehende können oft nicht verstehen, warum jemand nach einem Schicksalsschlag lange trauert. Betroffene hören oft gut gemeinte Ratschläge wie „Aber es ist doch jetzt schon länger vorbei, du musst es einfach vergessen". Der gesellschaftliche Druck ist also groß, möglichst schnell wieder zur „Tagesordnung" überzugehen, zu funktionieren, nach vorne zu schauen und andere nicht mit „Untröstlichkeit" zu belasten. Versuche, den Trauernden neu zu motivieren, sind eigentlich gut gemeint, können dich aber, wenn du gerade Trauer empfindest, noch zusätzlich belasten. Deswegen ist es wichtig, dass du –falls du dich in einer Traumatherapie befindest – auch in dieser Zeit noch weiter therapeutische Unterstützung erhältst. Du hast zwar durch die geglückten zwei ersten traumatherapeutischen Phasen deutlich mehr psychische Stärke und Energie bekommen. Aber es ist für deine Heilung jetzt auch wertvoll, traurige Gefühle zuzulassen, wenn sie an die Oberfläche drängen. Deine gewachsene Stabilität erlaubt dir, dich diesen unangenehmen Empfindungen zu stellen. Viele Traumabetroffene äußern, dass sie die traurigen Gefühle schon vorher gespürt, diese aber aufgrund der vielen anderen störenden Symptome und Alltagsprobleme verdrängt hätten.

Die Therapie bietet einen Ort und eine Zeit, in der die Trauer gezeigt und ausgedrückt werden darf. Dein Therapeut weiß, dass diese Phase normaler Bestandteil der Traumabearbeitung ist und wird dich durch Zuhören, Nachfragen und Klären empathisch begleiten.

Mutmacher

Bei der Trauer gilt: Alles darf, nichts muss. Du darfst deine Trauer spüren und ausdrücken. Aber wenn keine oder nur wenig Trauer spürbar ist, ist das auch in Ordnung.

7.2 Trauer begreifen und wieder loslassen – Trauerrituale

Gerade wenig Fassbares wie das Gefühl der Trauer kann durch Rituale „greifbarer" gemacht werden. Und das ist wichtig, denn nur, was wir bewusst greifen können, können wir auch bewusst loslassen.

Rituale sind „symbolische Handlungen". Im Grunde genommen ist unser Alltag gespickt mit Ritualen, die wir teilweise gar nicht mehr als solche wahrnehmen: Begrüßungs- und Abschiedsrituale, Feierrituale, Zuneigungsrituale, Zubettgeh-Rituale und viele mehr.

Rituale sind auch keine rein menschliche Angelegenheit. Sie finden sich massenweise in der Tierwelt. Denken wir zum Beispiel an das Beschnuppern als Begrüßungszeremonie bei Hunden, eines von vielen Beispielen von Kampf-, Balz- oder Paarungsritualen nicht nur von Säugetieren, sondern sogar von Insekten und Fischen. Sehr bekannt ist zum Beispiel der anrührende „Liebestanz", den Seepferdchen regelmäßig miteinander begehen, um ihre lebenslange Bindung zu festigen.

Der Unterschied bei uns Menschen ist, dass wir unsere Rituale selbst wählen und ihnen einen individuellen Sinn geben können. Durch Trauerrituale kannst du deinen Gefühlen ganz praktisch Ausdruck verleihen und sie somit – durch Beendigen des Rituals – auch wieder loslassen. Trauer kann eine sehr starke Kraft entwickeln und uns ganz in Beschlag nehmen. Rituale können dabei helfen, nicht in der Trauer zu versinken.

Vielleicht hast du selbst Ideen für hilfreiche Trauerrituale oder deine Therapeutin schlägt dir einige vor. Zur Inspiration und damit du eine bessere Vorstellung davon bekommst, wie Trauerrituale gestaltet sein können, führe ich im Folgenden einige Beispiel auf:

Ein Haus für deine Gefühle

Eine sehr schöne Hilfestellung habe ich in Form einer Imagination bei Luise Reddemann (2020) gefunden. Viele Klienten empfinden sie als hilfreich für den Trauerprozess. Die Autorin schlägt vor, sich ein Haus vorzustellen, in dem jedes Gefühl ein eigenes Zimmer hat. Neben anderen Gefühlen hat auch die Trauer den ihr gebührenden Raum. Andere Gefühle, die zum Trauerprozess gehören, wie die Verzweiflung oder auch die Wut, können ebenfalls einen Platz bekommen. Die Zimmer werden liebevoll und achtsam ausgestaltet, sodass alles passend ist und sich stimmig anfühlt. Und dann stellt man sich vor, die einzelnen Gefühle zu „besuchen", indem man das entsprechende Zimmer aufsucht. Die Zimmer der belastenden Gefühle können erst einmal von der Türschwelle aus betrachtet werden, man muss das Zimmer gar nicht sofort betreten. Wird dies ein paarmal wiederholt, kann man sich auf diese sanfte Art dem Gefühl annähern und dann schließlich wagen, dem Raum / Gefühl einen „Besuch abzustatten". Gerade bei dem Gefühl der Trauer, das viele Menschen fürchten und das in unserer Gesellschaft immer noch teilweise tabuisiert ist, kann es den entscheidenden Unterschied machen, ob Betroffene die Trauer bewusst und im selbst gewählten Tempo „besuchen" oder von ihr „heimgesucht" werden. Die behutsame Annäherung an das belastende Gefühl ermöglicht es, die Intensität und Dauer selbst zu regulieren, statt überwältigt zu werden.

Im Laufe der Zeit kann dann in gleicher Weise zusätzlich zu dem Besuch der Trauer und Verzweiflung auch die Hoffnung, der Mut, die Zuversicht und die Freude besucht werden.

Da nicht alle Menschen über eine ausgeprägte bildliche Vorstellungskraft verfügen, kann man diese Räume auch malen. Schon beim Malen passiert eine Menge im Innern, festsitzende Gefühle können sich endlich ausdrücken und wieder „abfließen". Durch ein Gespräch mit dem Therapeuten über das Gemalte kann dieser Effekt noch verstärkt werden.

***

„Verschriftlichte" Trauer – Briefeschreiben als Ritual

Briefeschreiben gehört zu den häufig angewandten und bewährten Trauerritualen. Das können Briefe an den Täter sein, an Mitwisser oder an Menschen, die einen im Stich gelassen haben, obwohl sie hätten helfen können. Aber sogar an „das Schicksal", „das Leben", Gott und andere Abstraktionen kann man sich schriftlich wenden.

Der Sinn besteht darin, einen heilsamen inneren Prozess anzustoßen, der sich beim Schreiben des Briefes entfaltet. Es empfiehlt sich in der Regel aber nicht, diese Briefe tatsächlich loszuschicken (sofern sie an einen realen Menschen gerichtet sind), weil entsprechende negative und enttäuschende Antworten erneut verletzen und im schlimmsten Fall sogar erneut traumatisieren können.

***

Deine Trauer auf die Reise schicken

Vielleicht hast du das Bedürfnis, deine geschriebenen Briefe wegzuschließen, zu verbrennen oder zu vergraben. Auch symbolische Gegenstände, die mit dem Trauma in Verbindung stehen, können vergraben („beerdigt") oder entsorgt werden. Ebenso kannst du einen Gegenstand „auf die Reise schicken".

Das kann folgendermaßen aussehen: Du gestaltest oder bastelst einen Gegenstand (z. B. ein Papierschiffchen oder ein Kästchen), welcher für dich mit dem traumatischen Erlebnis in Verbindung steht oder auf den du Stichworte zum Trauma schreiben oder entsprechende Bilder kleben bzw. malen kannst. Dann schickst du den Gegenstand auf die Reise, indem du ihn in einen Fluss oder auf einen See setzt oder ins Meer wirfst.

Dieses Ritual hat eine doppelte Wirkung: Zum einen kannst du das Auf-die-Reise-Schicken bewusst als Moment des Loslassens erleben. Zum anderen kannst du dich immer wieder an diese Szene des Loslassens erinnern. Du kannst auch noch ein Bild vom „Ort des Loslassens" machen, um durch das spätere Anschauen des Bildes dein Loslassen immer wieder zu verankern.

***

Loslösung von Menschen

Wenn es für dich notwendig ist, dich zur Ablösung und Neuorientierung von Menschen zu trennen oder zu distanzieren, kannst du auch dafür Rituale finden. Manchmal ist es wichtig oder sogar notwendig, den Kontakt zu Tätern (wenn es z. B. Familienmitglieder oder Bekannte sind) abzubrechen. Es kann sein, dass du dich auch von Menschen, die „zugeschaut" haben, ohne zu helfen, trennen möchtest. Nicht selten ist auch die Enttäuschung über Menschen, die dich in der Zeit nach dem Trauma im Stich gelassen haben, groß und du möchtest das ausdrücken oder Abstand von diesen Personen nehmen. Im Rahmen der Trauerrituale gibt es dabei auch durchaus die Möglichkeit, sich zugleich für die guten Zeiten mit diesem Menschen zu bedanken.

Beispiele aus der Praxis:

> *Frau M. (41) war lange Zeit mit einer ehemaligen Schulkameradin gut befreundet. Sie machten regelmäßig gemeinsam Sport und gingen gerne zusammen aus. Als sie jedoch ihr Kindheitstrauma, einen einmaligen, aber sehr massiven Übergriff eines Onkels, durch eine aktuelle Belastungssituation nach Jahren wieder erinnerte, wurde sie erst depressiv und dann auch suizidal. Die Freundin konnte und wollte damit*

nicht umgehen, sondern machte ihr Vorwürfe: Sie solle sich zusammenreißen, dann würde die schlechte Stimmung schon verschwinden. Selbst eine Mitteilung darüber, warum Frau M. depressiv geworden war, änderte nichts an der wenig empathischen Haltung der Freundin. Sie zog sich mit dem Hinweis zurück, sie wolle sich nicht herunterziehen lassen und Frau M. könne sich melden, sobald es ihr wieder besser gehe. Nachdem sich Frau M. mithilfe einer Traumatherapie nach einem guten Jahr wieder „zurück ins Leben gekämpft“ hatte, entschied sie, den Kontakt zu ihrer Freundin nicht wieder aufzunehmen, sondern ihr einen Brief zu schreiben, in dem sie ihren Schmerz über das Im-Stich-gelassen-Werden ausdrückte, sich aber auch für die gute Zeit, die man miteinander verlebt hatte, bedankte und ihr zudem mitteilte, dass sie den Kontakt nun ganz beenden möchte.

Frau C. (37) wurde von ihrem Vater über mehrere Jahre sexuell missbraucht. An den Wochenenden und in den Ferien war sie oft bei ihrer Großmutter. In ihrer Not vertraute sie sich der Großmutter an, beschrieb, was der Vater mit ihr machte, und dass sie nicht mehr zurück in ihre Familie gehen wolle. Die Großmutter war zwar entsetzt und bestätigte ihr, dass das schlimm sei. Sie sagte ihr aber gleichzeitig, die Familie zu zerstören und die Mutter traurig zu machen sei noch schlimmer und deshalb solle sie einfach schweigen und es erdulden. Durch die Unterstützung ihrer Handballtrainerin, der sie sich ebenfalls anvertraute, kam der Missbrauch dann doch ans Licht und es folgte die Verurteilung des Täters sowie ein Kontaktabbruch auch mit der Mutter, die es geahnt hatte, aber nicht eingegriffen hatte. Lange Zeit versuchte Frau C., den Kontakt zur Großmutter weiterhin aufrechtzuhalten, dabei hatte sie immer wieder die schönen Zeiten mit ihr vor Augen. Als sie jedoch einige Jahre später der Großmutter mitteilte, dass sie immer noch unter den Folgen des Missbrauchs leide und sich auch noch in Therapie befinde, reagierte diese mit Unverständnis und warf ihr sogar vor, es müsse doch jetzt auch mal gut sein, wo sie schon die Familie zerstört habe. Die Klientin stürzte dadurch in eine tiefe Krise und entschied nach langem Abwägen, den Kontakt zur Großmutter abzubrechen. Sie schickte der Großmutter ein paar Bilder aus der gemeinsamen Zeit, in denen das Positive eingefangen war. Dazu schrieb sie ihr einen Brief, in dem sie mitteilte, dass sie sich für das Gute bedanke, aber mit der Verharmlosung des Missbrauchs nicht umgehen könne und wolle.

Immer, wenn sie großen inneren Schmerz verspürte, schaute sie sich nun Bilder von ihren Freundinnen an und sagte sich innerlich, dass diese guten und verlässlichen Beziehungen jetzt ihre „Familie“ seien.

Im letzten Beispiel sind gleich mehrere Rituale verborgen: zum einen das Verschicken der Bilder – ein Ritual des Respektes und der Dankbarkeit für das Gute, was Frau C. von der Großmutter erhalten hatte; zum anderen der Brief, in dem sie ihren Entschluss zum Ausdruck brachte, den Kontakt gänzlich abzubrechen; und schließlich ein Ritual gegen den Trennungsschmerz von der Familie: das Anschauen der Bilder ihrer aktuellen Bezugspersonen verbunden mit dem tröstenden Satz (den sie sich immer wieder auch auf Karten schrieb und in ihrer Handtasche mit sich trug) „Das ist jetzt meine Familie".

An diesen Beispielen wird auch deutlich, wie persönlich und individuell Rituale sein können. Sie entspringen meist einem inneren Bedürfnis, etwas Bestimmtes auszudrücken. Wenn du es zulässt und offen bist, kann es sein, dass dir Ideen kommen, wie genau dieses Bedürfnis in einem Ritual ausgedrückt werden kann. Hilfreich ist in dieser Phase also zweierlei: ein gutes Hineinspüren in dein Inneres und eine kompetente Begleitung, die dich dabei unterstützt, Dinge umzusetzen und mögliche Gefahren im Blick zu haben.

Nach *traumatischen Verlusten* ist es oft auch ein ganz entscheidender Schritt für die weitere Verarbeitung, das Grab des Verstorbenen zu besuchen. Dies ist meistens erst nach erfolgter Stabilisierung und Traumakonfrontation möglich.

Mutmacher

Wenn du aufmerksam auf dein Inneres lauschst, kannst du deine ganz eigenen Wege finden, deine Trauer und alle anderen wichtigen Gefühle auszudrücken: mit Worten, Handlungen oder auf anderen kreativen Wegen. Habe Vertrauen darauf, dass du intuitiv den für dich richtigen Weg findest.

7.3 Täterkonfrontation: Wann ist Vorsicht geboten?

Manche Traumabetroffene äußern den Wunsch nach einer Konfrontation mit dem Täter. Sie möchten ihm endlich sagen, was er angerichtet hat und welche Folgen seine Tat bis in die Gegenwart hinein haben. Es ist verständlich und menschlich, dass dieser Wunsch aufkommt. Trotzdem ist hier große Vorsicht geboten, denn die Erfahrung zeigt, dass eine zu wenig vorbereitete oder sogar spontane Täterkonfrontation extrem belastend, im Extremfall erneut traumatisierend sein kann.

Solltest du den Wunsch nach einer Kontaktaufnahme mit dem Täter haben, rate ich dir, dies in Ruhe mit deinem Therapeuten zu besprechen. Nimm dir Zeit, um genau zu prüfen, welche Erwartungen du an diesen Kontakt hast. Denn sollte es tatsächlich zu einem Zusammentreffen kommen, können deine Erwartungen auch bitter enttäuscht werden. Es kommt vor, dass der Täter vielleicht in einer Weise reagiert, die schockiert oder mit der im Vorfeld nicht zu rechnen war. Es könnte zum Beispiel sein, dass er die Tat leugnet, verharmlost, Vorwürfe macht oder auch überhaupt nicht reagiert. Für solche Fälle solltest du stabil und innerlich gut gewappnet sein. Im Rahmen einer Therapie oder einer Beratung solltest du deine Motive und Wünsche, die du mit der geplanten Konfrontation verbindest, sehr genau herausarbeiten und kritisch unter die Lupe nehmen.

Jetzt fragst du dich vielleicht, welche Motive aus therapeutischer Sicht eher gefährlich sind und welche eine gute Basis für eine Täterkonfrontation darstellen. Grundsätzlich kann man sagen, dass die Täterkonfrontation immer dann gefährlich ist, wenn Betroffene *eine bestimmte Reaktion vom Täter* erwarten, insbesondere wenn sie sich Reue oder Einsicht erhoffen. Wenn diese Reaktionen ausbleiben, kann das sehr erschütternd sein.

Weniger Gefahr droht, wenn du *um deiner selbst willen* dem Täter gegenüber etwas ausdrücken möchtest. Weil du z. B. der Meinung bist, dein Leid sei es wert, ausgesprochen zu werden, und *das Aussprechen an sich* für dich wichtig ist. Dann machst du dich unabhängig von der Reaktion deines Gegenübers.

Kommst du mithilfe der Beratung und trotz aller Gefahren zu dem Ergebnis, dass du eine Konfrontation möchtest, dann nimm dir Zeit, eine angemessene „Form“ zu finden. Manchmal macht es Sinn, mögliche Reaktionen des Täters mit deiner Begleitung genau durchzuspielen. Und in manchen Fällen reicht es sogar, eine vorgestellte Begegnung in Form eines Rollenspiels durchzugehen, ohne diese dann auch wirklich umzusetzen. Eine symbolische Handlung kann oft schon ausreichend Entlastung bringen, z.B. wenn du formulierst und aussprichst, was du dem Täter gerne sagen würdest – am besten im geschützten Rahmen einer Therapie- oder Beratungsstunde.

Ist der Täter bereits verstorben, kann auch ein Besuch auf dem Friedhof hilfreich sein, wo du am Grab des Täters das aussprichst, was deinem Bedürfnis entspricht.

Mutmacher

Eine Konfrontation mit dem Täter ist manchmal möglich, aber nie zwingend nötig. Für deinen ganz persönlichen Heilungsprozess brauchst du keine Gegenüberstellung.

7.4 Zwischen Rache und Vergebung – starke Gefühle ausdrücken

Starke Gefühle dem Täter gegenüber kommen oft erst in der dritten Phase einer Traumatherapie massiver an die Oberfläche. Hass und Rachewünsche können phasenweise sehr dominant sein und dadurch kompliziert werden, dass sie von Schuldgefühlen begleitet sind.

Eine Frage, die mir in dieser Phase häufig gestellt wird, ist, ob es gefährlich sei, solche Gefühle zuzulassen. Manche Betroffenen entwickeln Wünsche oder auch Ängste in Bezug auf das Ausleben von Rachefantasien.

In Ihrem Artikel *Revenge after trauma* haben Ira Gäbler und Andreas Maercker (2011) intensiv die Frage beleuchtet, ob Hass- und Rachegefühle dazu führen, diese Fantasien auch tatsächlich umzusetzen, z. B. in Rachehandlungen. Die Autoren sind zu dem Ergebnis gekommen, dass Rache*fantasien* und Rache*handlungen* zwei völlig verschiedene Dinge sind. Nur sehr selten verüben Traumaopfer tatsächlich Rache an den Tätern. Es geht hier also mehr um das Zulassen von Gefühlen. Wenn du also phasenweise intensive Hass- und Rachegefühle oder entsprechende Fantasien hast, ist das in Ordnung. Wenn du es als menschlich und als eine Phase ansiehst, sie also zulässt, statt die Gefühle wegzudrücken, werden sie auch allmählich wieder nachlassen. Sie haben einen Sinn und eine wichtige Funktion. Sie sind nämlich das Gegenteil von Ohnmachtsgefühlen dem Täter gegenüber. Sie sind Zeichen dafür, dass du emotional aus der Ohnmacht herauskommst. Dabei hilft dir vielleicht zu verstehen, dass es sich nur um eine Zwischenphase handelt. In der Regel lassen diese Gefühle im Laufe der Zeit wieder nach, sie verwandeln sich.

Rache hat auch den Charakter eines „Wehrens im Nachhinein", denn in der realen Situation des Traumas, insbesondere dann, wenn die Betroffenen Kinder waren, gab es keine Möglichkeit zur Rache. Kinder, die das wagen, erfahren oft, dass das Leiden nur noch schlimmer wird und sie heftig bestraft bzw. erneut traumatisiert werden. Rachefantasien zuzulassen heißt also auch, wieder ein Gefühl der Wehrhaftigkeit zu bekommen.

Problematisch und eher schädlich wird es, wenn deine Rachegefühle über längere Zeit bestehen, sich nicht verändern oder gar lebensbestimmend werden. Dann bleibst du auf das Trauma fixiert und die Neuorientierung in deinem Leben kann nicht gut gelingen.

Hast du bisher dein Trauma ohne therapeutische Begleitung bewältigt, stellst aber fest, dass du von Hass- und Rachegefühlen auch dauerhaft nicht loskommst, könnten dir eine Therapie oder ein paar beratende Gespräche weiterhelfen.

Vergebung bleibt freiwillig

Besonders bei religiös geprägten Menschen besteht manchmal die Gefahr, die von Aggression und Rachegefühlen geprägte Phase überspringen zu wollen, weil sie sich in der Pflicht sehen, möglichst rasch zu vergeben.

Dich zum Vergeben zu zwingen kann jedoch nicht funktionieren, weil die innere Bereitschaft dazu noch nicht gewachsen ist. Wenn du dich – zum Beispiel aus religiösen Gründen – zum Vergeben zwingst oder gar zwingen lässt, stellt dies einen erneuten Akt der Unterdrückung dar und kann Ohnmachts- und Hilflosigkeitsgefühle verstärken. Gerade in streng christlich geprägten Familien kann nach innerfamiliärem Trauma der Druck, schnell zu vergeben, enorm sein und beim Opfer die ohnehin schon vorhandenen Schuldgefühle massiv verstärken.

An dieser Stelle sei auch betont, dass die Frage, ob das Traumaopfer am Ende der Therapie dem Täter vergeben kann oder möchte, meines Erachtens nicht das „Gelingenskriterium“ einer Traumatherapie ist.

Mutmacher

Es ist und bleibt deine persönliche Entscheidung, ob und wann du einem Täter vergeben möchtest. Niemand kann und darf dich dazu drängen oder gar zwingen.

Wie du mit dem Thema „Vergebung“ umgehst, hängt auch stark davon ab, welche persönliche Bedeutung es für dich hat. Es gibt Menschen, die verbinden mit dem Thema Vergebung Aspekte wie Loslassen, Freiheit und Abschließen. Für andere wiederum kann das Vergeben innerlich verknüpft sein mit einer Verharmlosung ihres Leidens und einer „Entschuldung“ des Täters. Wieder andere werden von dem Begriff Vergebung geradezu getriggert, weil sie ihn mit Aussagen des Täters verbinden („Das war doch nichts, komm, vergiss es einfach. Stell dich nicht so an!“). Aus diesem Grund verbietet sich jegliches moralische oder religiöse Einfordern von Vergebung. Entscheidest du dich bewusst zum Vergeben, weil du dich damit freier fühlst und es für dich wichtig ist, kann es ein guter und wertvoller Schritt sein. Dies gilt, solange du dich dadurch nicht verpflichtet fühlst, die Tat zu vergessen, zu verharmlosen oder den Täter verstehen zu müssen.

7.5 Warum und wozu? Sinnfragen nach einem Trauma

Wenn du ein Trauma erlebt hast, kommt vielleicht irgendwann der Zeitpunkt, an dem du den Sinn in deinem Erleben suchst. Befindest du dich in einer Traumatherapie, taucht diese Sinnfrage besonders oft in der dritten Traumatherapiephase auf. Vorher warst du viel mit deinen Symptomen und Einschränkungen im Alltag beschäftigt, es blieb gar keine Energie für solche tiefgehenden Fragen übrig. In der Traumakonfrontationsphase hast du all deine Kräfte gebündelt, um dich dem Traumageschehen noch einmal zu stellen. Doch danach bist du freier, du kannst es dir erlauben, solche Fragen zu stellen, die schwer zu beantworten sind.

Ähnlich wie bei dem Thema Vergebung ist auch die Sinnsuche und -findung etwas sehr Persönliches. Für manche Menschen ist es nach einem erlittenen Trauma wichtig, tatsächlich einen Sinn in dem Geschehen zu finden. Dabei ist das *Wozu* meist wichtiger als das *Warum*. Wie kann ich aus dem Schlimmen noch etwas Gutes machen? *Wozu* kann es mir dienen? Habe ich Fähigkeiten entwickelt oder Einsichten gewonnen, die mich jetzt kompetenter machen?

Die Frage *Warum* hingegen richtet sich in die Vergangenheit und findet oft keine Antwort, die weiterhilft. Sie birgt sogar die Gefahr, eigentlich bereits überwundene Schuldgefühle wieder wachzurufen.

Manchmal gelingt es, einem Trauma einen Sinn „abzuringen", doch auch dies muss nicht sein. Es gibt Menschen, für die es sogar wichtig ist, das erlittene Trauma weiterhin als etwas Sinnloses, nur Schreckliches anzusehen. Alles andere wird als Verharmlosung angesehen.

Bei der Sinnsuche geht es also weniger darum, dem Trauma selbst einen Sinn zu verleihen, sondern aus den losen Enden, die das Trauma hinterlassen hat, wieder etwas Sinnvolles zu weben. Die Herausforderung für dich ist, das, was nach dem Trauma übrig ist, was zum Weiterleben zur Verfügung steht, wieder zu etwas Sinnvollem zusammenzufügen. Das ist ein kreativer, geradezu schöpferischer Akt und so individuell, dass eine Therapie nur eine begleitende Rolle spielen kann.

Vielleicht klingt das für dich erst einmal noch theoretisch, doch es gibt zum Beispiel viele Biografien, die zeigen, dass sich Menschen aufgrund ihrer traumatischen Erfahrungen einen neuen Lebenssinn, einen Inhalt, ein Ziel „kreieren".

Durch eine verstärkte Sinnsuche kann dein Leben an Tiefe gewinnen. Vielen Betroffenen wird wichtig, sich im Leben für etwas einzusetzen, was über ihre eigene Person hinausgeht, was einen Wert „an sich" hat.

Finde dein Lebensthema

Der ungarische Psychologe Mihaly Csikszentmihalyi hat sich jahrzehntelang mit der Frage beschäftigt, was Menschen dazu bewegt, Zeit und Energie für etwas aufzubringen, bei dem es in erster Linie um die „Sache an sich" und wenig um Geld oder Anerkennung geht. Er hat den Begriff des „Flow" geprägt, eines Zustandes, in dem man völlig in seinem Tun aufgeht. Er sieht die Suche nach dem Sinn im Leben als wichtige Voraussetzung für tieferes Glücksempfinden. Belastende und traumatische Lebensereignisse können die Sinnsuche intensivieren und führen bei vielen Menschen dazu, dass sie für sich ein „Lebensthema" entdecken, für das sie sich engagieren und das ihnen auch langfristig ein Gefühl von Sinn vermittelt. Csikszentmihalyi stellte fest, dass das Entdecken des Lebensthemas oft eine Reaktion auf schwere Verletzungen im Leben darstellt. Dabei hat der äußere Anlass nur unwesentlich Einfluss auf das Thema. Es ist die persönliche Deutung, die dem Leid Sinn verleiht. Folgendes Beispiel wird von ihm für die Entdeckung eines Lebensthemas vorgestellt (Csikszentmihalyi, 1992, S. 256–257):

Ein Junge wuchs in einer sehr armen Einwandererfamilie in New York auf. Als er sieben Jahre alt wurde, gaben seine Eltern einen Großteil ihrer Ersparnisse dafür aus, dem Jungen ein Fahrrad zu schenken. Kurz darauf wurde er auf seinem Rad von einem wohlhabenden Arzt, der ein Stoppschild überfuhr, angefahren. Er erlitt schwere Verletzungen und sein Fahrrad war kaputt. Der Fahrer des Wagens bat ihn, den Unfall nicht zu melden, und bot den Eltern an, die Kosten für die ärztliche Behandlung und für ein neues Fahrrad zu übernehmen. Doch er tauchte nie wieder auf, seine Eltern mussten sich für die Krankenhauskosten verschulden, das Fahrrad konnte nicht ersetzt werden. Der Vorfall stellte für die Familie und insbesondere für den Jungen eine traumatische Erfahrung dar, die tiefe Wunden hinterließ. Doch der traumatisierte Junge entwickelte im Verlauf seines Lebens aus dieser Erfahrung ein Lebensthema, das seinem eigenen Leben Sinn verlieh und gleichzeitig positiven Einfluss auf das Leben und Leiden anderer Menschen hatte: Er beschloss, Jura zu studieren, wurde Richter und brachte es so weit, dass er als Berater des Präsidenten half, Bürgerrechte zu verbessern.

Dies ist ein sehr eindrückliches Beispiel für die Entwicklung eines Lebensthemas als Reaktion auf schwere persönliche Verletzungen bzw. Traumatisierungen. Dabei sind die weniger spektakulären Biografien nicht minder faszinierend und wertvoll. Auch in meiner psychotherapeutischen Arbeit habe ich schon viele ähnliche Entwicklungen erlebt: Klientinnen, die sich nach erlittener sexueller Traumatisierung ehrenamtlich in Frauenberatungsstellen, Selbsthilfegruppen oder Öffentlichkeitsarbeit engagieren; ehemalige Mobbingopfer, die sich besonders sensibel um ausgegrenzte Kollegen oder Angehörige diskriminierter Minderheiten kümmern; Menschen, die aufgrund eines Traumas ihre eigene Spiritualität entdecken und auf dieser Ebene anderen weiterhelfen. Der inhaltliche Zusammenhang zwischen Erlittenem und Lebensthema ist nicht immer so offensichtlich wie bei den bisher genannten Beispielen.

Menschen, die auf diese Weise ein „Lebensthema" finden und dem Erlittenen einen Sinn verleihen, müssen sich allerdings oft Kritik gefallen lassen. Mitmenschen und leider mitunter auch Therapeuten und Beraterinnen werten dieses Verhalten manchmal negativ, weil sie meinen, dass es sich dabei „nur um Kompensation" handele. Dies ist meines Erachtens zu kurz gedacht, denn diese „Kompensation" kann eine sehr gesunde und kreative Antwort auf das erlittene Trauma sein. Eine Voraussetzung ist dabei allerdings wichtig zu beachten: Erst die Verarbeitung des Traumas (mit oder ohne Therapie) ermöglicht es, sich innerlich frei ein „Lebensthema" oder „Lebensziel" zu suchen. Bleibt das Trauma unverarbeitet, dann kann die dauerhafte Beschäftigung mit einem Thema, das aus dem Erlebten erwachsen ist, zu einem belastenden Zwang werden.

Mutmacher

Hast du dein Trauma verarbeitet, dann bist du innerlich wieder frei, dein Leben zu gestalten. Die Fixierung auf das Trauma löst sich auf, du kannst wieder nach vorne schauen und deinen Lebenssinn frei wählen.

Kreativität stiftet Sinn

In jedem Menschen, auch in dir, stecken kreative Kräfte. Kreativität ist eine schöpferische Energie, die gerade auch in der dritten Phase der Traumatherapie wertvoll ist. Sie hilft dir, die für dich passenden Rituale in der Trauerphase zu finden und deinem Leben eine neue Richtung zu geben.

Menschen, die ein Trauma erlitten haben, erleben oft ein vorübergehendes Versiegen ihrer kreativen Quellen. Doch nach der Verarbeitung des Traumas erwachen die kreativen Kräfte neu. Vielleicht entdeckst du etwas Neues bei dir oder du greifst verstärkt auf kreative Fähigkeiten zurück, über die du schon vor dem Trauma verfügt hast. Ob Schreiben, Dichten, Musizieren, Malen, Gestalten, Handwerken, Handarbeiten oder Basteln – das Entscheidende ist, dass du das Gefühl hast, etwas Wichtiges damit ausdrücken zu können. Kreativität besitzt ein enormes „verwandelndes Potenzial": Durch das kreative Tun drückt sich etwas aus und wird gleichzeitig transformiert.

Hier ein Beispiel aus der Praxis

Frau F. wurde als Kind von ihrem Vater stark gedemütigt. Immer wieder hörte sie von ihm die Aussage „Du kannst nichts!" Manchmal schrie er ihr diesen Satz direkt ins Ohr. Diese Form verbaler Gewalt hatte auf ihr Leben massive Auswirkungen. Lernen war für sie immer mit starker Angst vor dem Versagen verbunden und so quälte sie sich regelrecht durch die Schulzeit. Als sie 34 Jahre alt war, starb ihr Vater, worauf sie zuerst mit Erleichterung reagierte. Allerdings kamen danach die Kindheitserinnerungen wieder massiv hoch. Sie wurde depressiv und zeitweise arbeitsunfähig, suchte dann aber therapeutische Hilfe auf.

Die Traumadurcharbeitungsphase nach eher langer Stabilisierung war für sie sehr anstrengend und forderte sie bis an ihre Grenzen. Danach litt sie unter tiefer Traurigkeit. In einer Therapiestunde berichtete sie, dass sie – obwohl sie glaube, absolut nicht malen zu können – das Bedürfnis gehabt hätte, ein Bild zu gestalten. Sie zeigte mir dann ein Foto von einem wunderbaren abstrakten Werk. In der Folgezeit nutzte sie diese Kreativität, um sich aus dem „Trauerloch" herauszuholen. Gleichzeitig drückte sie damit ihre (in einer Screensitzung erarbeitete) positive Kognition „Ich bin fähig" ganz praktisch aus und konnte somit allmählich mehr an ihre Fähigkeiten glauben.

Eine wunderbare Darstellung der Heilkraft von Kreativität am Beispiel von Johann Sebastian Bach findet sich in dem Buch *Überlebenskunst* von Luise Reddemann (2016). Reddemann hat sich mit dem Resilienzbegriff beschäftigt und anhand des Lebens und Werkes von Johann Sebastian Bach sehr eindrücklich beschrieben, wie der Musiker traumatische Erfahrungen (z. B. den frühen Verlust beider Elternteile) durch seine Musik ausdrücken und somit bewältigen konnte.

Das Besondere daran ist, dass diese wunderbare Musik nicht nur für denjenigen heilsam ist, der sie schafft, sondern auch für die vielen, die sie hören. Und das kann zeitlich und örtlich unbegrenzt wirken. Wie wunderbar!

Doch eines ist wichtig: dass es bei der „heilenden Kreativität" natürlich nicht um eine Leistung geht, die von anderen gewürdigt werden muss. Das „Schaffen" an sich kann schon enorme Selbstheilungskräfte freisetzen. Genauso verhält es sich mit dem Schreiben: Du musst keinen Roman veröffentlichen, um dich selbst durch Schreiben von Texten oder Gedichten weiterzubringen. Es geht um das Schreiben an sich. Wenn es dir gelingt, dich darin auszudrücken, ist das ein großer Gewinn, den du unmittelbar spüren wirst.

Aber wie bei dem Thema Musik wirkt das Heilmittel „Schreiben" auch mittelbar. Wenn du dich mit Biografien beschäftigst, in denen Traumabetroffene ihr Leid überwunden und einen Neuanfang gewagt haben, kann auch dich das enorm stärken.

Einsetzen für etwas, was über die eigene Person hinausgeht

Wenn du dein Trauma verarbeitet hast, weitet sich dein Blick wieder. Die Symptome der Posttraumatischen Belastungsstörung haben möglicherweise phasenweise viel Aufmerksamkeit und Kraft gefordert. Du warst vielleicht längere Zeit überwiegend mit dir selbst und der Bewältigung deines Alltags beschäftigt. Dabei kann eine Gefahr sein, sich zunehmend zu isolieren. Hinzu kommt, dass du dich vielleicht infolge des Traumas von einem oder sogar mehreren Menschen abgelöst hast. Nicht alle können verstehen, was ein Trauma bedeutet, manche ziehen sich verunsichert von dir zurück.

Jetzt, in der Phase nach der Traumadurcharbeitung, rücken eventuell andere Menschen wieder verstärkt in den Blick. Du hast jetzt wieder mehr Kraft, um deine Beziehungen zu pflegen, die du vielleicht ein wenig vernachlässigt hast. Auch das kann dir enorm Kraft verleihen: zu merken, dass du anderen wieder mehr geben kannst.

Manche Traumabetroffenen haben einen starken Drang, sich jetzt wieder mehr um andere zu kümmern, anderen zu helfen, nachdem sie selbst Hilfe erfahren haben. Und das ist durchaus gesund, denn es gibt Studien, die ganz klar belegen, dass es unserer Seele guttut, wenn wir uns um andere kümmern.

Es scheint eine typisch menschliche Sehnsucht in uns zu geben, etwas zu tun, was über uns hinausweist. Etwas, das die „Ketten unseres Egos“ sprengt.

Spiritualität

Ein Trauma kann uns Menschen so stark erschüttern, dass unsere ganz allgemeinen Glaubens- und Lebensüberzeugungen ins Wanken geraten. Alle Werte, an die wir glauben, und alles, was wir vom Leben erwarten, können durch ein traumatisches Erlebnis regelrecht „aus den Angeln gehoben“ werden.

Das betrifft natürlich auch unsere Spiritualität. Vielleicht kannst du nach dem Trauma nicht mehr an Gott glauben oder zumindest nicht mehr in der Weise, wie du es bisher getan hast. Es kann aber auch genau andersherum sein. Du hast bisher gar nicht an Gott geglaubt, nun aber sind dir spirituelle Fragen sehr wichtig geworden.

Besonders schwierig kann diese Frage sein, wenn die Traumatisierung im religiös-kirchlichen Zusammenhang passiert ist. Dann ist es oft ein wichtiger Prozess, sich spirituell neu zu orientieren und sich von dem traumatisierenden Umfeld abzuwenden.

Doch gerade auch angesichts der immer wieder an die Öffentlichkeit kommenden Missbrauchsskandale in der Kirche kann schnell übersehen werden, dass gelebte Spiritualität eigentlich eine wichtige Ressource ist. Der Glaube an etwas „Höheres", an einen „tieferen Sinn" oder eine „göttliche Bestimmung" gilt grundsätzlich als etwas, das gut für unsere Stabilität ist. Wichtig ist, dass du dich hier völlig frei fühlst, deinen Weg zu finden. Einziges Kriterium ist meines Erachtens: Positive Spiritualität sollte immer „lebensfördernd" sein. Sie sollte frei sein von Unterdrückung, Beschämung und Selbstabwertung. Du solltest spüren, dass dein spiritueller Weg dich in Richtung Weiterentwicklung und Selbstakzeptanz führt.

Es gibt noch einen Grund, warum Traumabetroffenen der Glaube bzw. die Spiritualität oft wichtiger wird:

Da eine traumatische Erfahrung immer mit dem subjektiven und / oder objektiven Erleben von Todesnähe zu tun hat, entwickeln Traumaüberlebende meistens ein sehr starkes Bewusstsein für die Endlichkeit des Lebens. Vielleicht hast du gemerkt, dass dir die Zerbrechlichkeit und Verwundbarkeit unserer menschlichen Existenz bewusster geworden ist. Die Illusion „Es geht immer alles so weiter!" / „Es wird schon nichts passieren, schon gar nicht mir!", nach der weniger krisengeschüttelte Menschen manchmal leben, ist für dich nicht mehr glaubhaft.

Du hast also – wenn auch unfreiwillig – an Reife gewonnen. Traumafachleute nennen dieses in Studien nachgewiesene Phänomen *posttraumatic growth,* was so viel bedeutet wie „Wachstum durch Traumabewältigung". Du bist also tatsächlich stärker und widerstandsfähiger geworden, wenn du dein Trauma überwunden hast.

Ein Aspekt davon ist ein bewussterer Umgang mit der Begrenztheit des Lebens. Die erschütternde Erfahrung hat dich ein Stück weit gelehrt, was „abschiedlich leben" heißt.

Auf todesnahe Erfahrungen folgen oft eine spirituelle Suche und Interesse an spirituellen Fragen. Es wächst das Bedürfnis danach, herauszufinden, was wirklich zählt, was auch angesichts der Begrenztheit und Verwundbarkeit unseres Lebens wichtig ist.

7.6 Erobere dir deine Zukunft zurück!

„Die beste Rache an den Tätern ist ein gutes Leben."

(Ulrich Sachsse)

Ist deine Traumatherapie gut verlaufen, wirst du irgendwann merken, dass du wieder positiver in die Zukunft schauen kannst. Du wirst vielleicht auch feststellen, dass du insgesamt optimistischer wirst. Ein ganz wichtiges Zeichen für eine gelungene Traumatherapie ist, dass das Trauma nicht mehr im Fokus deines Lebens steht. Es bleibt ein Teil deines Lebens, es verschwindet nicht, aber du hast erkannt und fühlst: Es ist vorbei!

Bildlich gesprochen: Wo vorher eine offene Wunde war, ist jetzt eine Narbe. Gelegentliche Schmerzen bleiben dir nicht erspart, aber die meiste Zeit denkst du nicht mehr an die Verletzung. Das Trauma ist nicht mehr das, um das sich alles dreht. Du kannst deinen Alltag wieder bewältigen und dir auch Neues vornehmen.

Vieles aus deinem Leben vor der Traumatisierung kommt wieder zum Vorschein. Zum Beispiel die Ziele, die dir vorher wichtig waren und die du aus dem Blick verloren hast. Oder du erschreckst, weil plötzlich alte Probleme, die dich vor dem Trauma umgetrieben haben, wieder auftauchen. Dann wird dir bewusst, dass mit der Überwindung des Traumas nicht gleich alles leicht wird und bleibt.

Erinnerst du dich noch an das wichtige Thema „Ziele setzen" in Abschnitt 3.1? Jetzt ist ein guter Zeitpunkt, das alte Zieleschema (Abbildung 3.1) noch einmal unter die Lupe zu nehmen und sich zu fragen: Gelten die Ziele noch? Sind jetzt – nachdem das Trauma weiter weggerückt ist – neue aufgetaucht?

Bei der Traumatherapie nach der RebiT-Methode wird in dieser Phase noch ein neues Zieleschema erarbeitet. Das bedeutet nicht, dass alle diese Ziele noch in der verbleibenden Zeit der Therapie „abgearbeitet" werden müssen. Es gibt am Ende einer Therapie immer Ziele und Herausforderungen, denen du dich weiter widmen kannst und willst. Damit du deine Stabilität weiter aufrechterhältst, ist es aber wichtig, zu wissen, was für dich die nächsten Schritte sind. Vielleicht gibt es im Privaten Veränderungen, die du angehen möchtest. Oder du weißt, dass du dir eine neue Arbeit suchen willst. Oder du möchtest in und an deinen zwischenmenschlichen Beziehungen etwas ändern …

Eine Therapie kann deine persönliche Weiterentwicklung anstoßen. Im besten Fall kommt ein Veränderungsprozess in Gang, der so viel Fahrt aufnimmt, dass du am Ende der Therapie ausreichend Schwung für wichtige weitere Schritte hast.

Ausblick: Wie geht es nach der Traumabewältigung für dich weiter?

Du hast eine Menge geschafft! Du hast nicht nur dein Trauma überlebt, sondern es auch für dich gewinnbringend bearbeitet. Du hast alle deine Selbstheilungskräfte aktiviert und viel über dich und deine Seele gelernt. Du hast dich mit deinem Leid anvertraut, entweder nahen Bezugspersonen und / oder einem professionellen Helfer. Du hast darum gerungen, deine Stabilität zurückzuerobern. Und vielleicht warst du auch so mutig, dich noch einmal dem traumatischen Erlebnis zu stellen, indem du eine Traumadurcharbeitung durchlaufen hast.

Jetzt geht dein Leben weiter und ich möchte dir zum Schluss noch drei Dinge mitgeben:

Lerne, mit dem Trauma zu leben.

Auch nach einer erfolgreichen Traumatherapie kann es immer mal wieder Situationen geben, in denen die früheren Symptome, die mit dem Trauma in Verbindung stehen, wieder aufflammen. In der Regel tun sie das kurz und situationsbedingt. Das bedeutet, dass du keine Angst haben musst, dass jetzt all das, was du geleistet hast, um dir dein Leben zurückzuholen, umsonst war.

Kommen wir noch einmal zurück zu dem Bild von der frischen Wunde und der später entstehenden Narbe. Eine Verletzung, die Narben hinterlassen hat, schmerzt, juckt, zieht oder rötet sich unter Umständen immer mal wieder. Das ändert aber nichts daran, dass es eine Narbe ist und bleibt, sie wird nicht einfach so wieder zu einer Wunde (dazu müsste es zu einer erneuten Verletzung kommen).

In der Regel sind solche wiederaufflammenden Symptome auch kein Grund dafür, erneut eine Traumatherapie zu machen. Dies könnte sogar die Nebenwirkung haben, dass du erneut das Trauma in den Fokus nimmst und es schwierig wird, Abstand davon zu bekommen. Nach meiner Erfahrung ist es nur in sehr seltenen Fällen nötig, erneut traumatherapeutisch zu arbeiten und dann auch nur in verkürzter Form.

Hatte eine bestimmte Traumakonfrontationsmethode wenig Effekt, kann es manchmal Sinn machen, einzelne Traumaelemente mit einer anderen Methode noch einmal zu behandeln. Aber ich betone, dass das nach meiner Erfahrung eher selten ist.

Meistens ist eher Geduld gefragt, da die „Traumareste", die noch ab und zu belastend in dein Bewusstsein dringen, im weiteren Lebensverlauf allmählich abnehmen – aufgrund deiner Selbstheilungskräfte. Wie du Einfluss auf deine Selbstheilungskräfte nehmen kannst, verrät auch der folgende Punkt:

Betrachte dich als „Überwinder"!

Erinnerst du dich noch an das AMOS-Prinzip (vgl. Abschnitt 2.4)? „Aktivität und Selbstverantwortung sind der Veränderungsmotor" heißt es im ersten der vier AMOS-Grundsätze. Es ist wichtig, dass du nach dem Erleben eines Traumas nicht in eine Opferhaltung hineingerätst. Was dir widerfahren ist, konntest du nicht ändern. In diesem Fall warst du Opfer. Aber das bezieht sich *nur* auf die Traumasituation. Auf dein gesamtes Leben bezogen, bist du kein Opfer, sondern der Gestalter deines Lebens. Wenn du so über dich selbst denkst, dich also als „Trauma-Überwinder" ansiehst, dann stärkst du deine Selbstheilungskräfte.

In diesem Zusammenhang ist auch noch einmal der vierte Grundsatz des AMOS-Prinzips wichtig: „Selbstakzeptanz bringt Stabilität." Höre dir immer wieder selbst zu, wie du von dir sprichst, und achte darauf, dass du eine respektvolle und wertschätzende Haltung dir selbst gegenüber einnimmst. Du entscheidest damit, welches Bild du von dir selbst hast.

Verfolge unbeirrt deine Ziele, und wenn du noch keine hast, dann setze dir welche. Und lass dich nicht durch gelegentlich wiederauftauchende Symptome davon abhalten, dein Leben zu gestalten und nach vorne zu blicken.

Natürlich ist es gut und wichtig, dich vor erneuter Traumatisierung zu schützen, etwa indem du Kontakt zum Täter abbrichst / vermeidest, vielleicht einen Selbstverteidigungskurs besuchst oder auf andere Weise für mehr Sicherheit in deinem Leben sorgst. Du brauchst dich jedoch nicht dauerhaft in einem Schonraum zu bewegen. Mache neue Erfahrungen und sei mutig. Lerne, dir selbst wieder zu vertrauen und deine Selbstwirksamkeit (wieder-)zuentdecken. Das bringt dich auf jeden Fall weiter (und wieder näher zu dir selbst) als die strikte Isolation innerhalb deiner Komfortzone.

Stärke regelmäßig deine Resilienz!

Erinnerst du dich noch an den Begriff *posttraumatic growth* („Wachstum nach Trauma“)? Forscher haben herausgefunden, dass das Überwinden eines Traumas zu innerem Wachstum führen kann. Nutze diesen „Wachstumsschub“, um dran zu bleiben an deiner inneren Weiterentwicklung. Dabei können dir gute Bücher helfen, das Schreiben eines Journals / Tagebuchs oder auch der Besuch von unterstützenden Seminaren / Kursen, in denen du dich mit anderen (Betroffenen) austauschen kannst. Auch regelmäßiger Input über psychologische Podcasts können dich weiterbringen. Ich habe dir im Anschluss eine Liste mit hilfreichen weiterführenden Ressourcen zusammengestellt. Probiere einfach aus, was dir guttut und dich am ehesten anspricht.

Und zu guter Letzt möchte ich dir noch den ultimativen Mutmacher ans Herz legen:

Mutmacher

Du hast durch Tiefen hindurch dein Leid überwunden. Sei stolz auf dich und alles, was du geschafft hast! Gestalte mutig das Leben, das du dir zurückerobert hast!

Hilfreiche Ressourcen

Bücher

BERNDT, C. (2013): *Resilienz. Das Geheimnis der psychischen Widerstandskraft.* München: dtv.

HOLMES, T. & HOLMES, L. (2007): *Reisen in die Innenwelt.* München: Kösel.

HUBER, M. (2003a): *Trauma und die Folgen: Trauma und Traumabehandlung, Teil 1.* Paderborn: Junfermann.

HUBER, M. (2003b): *Wege der Traumabehandlung. Trauma und Traumabehandlung, Teil 2.* Paderborn: Junfermann.

HUBER, M. (2005): *Der innere Garten.* Paderborn: Junfermann.

REDDEMANN, L. (2020): *Imagination als heilsame Kraft. Ressourcen und Mitgefühl in der Behandlung von Traumafolgen* (22. Auflage). Stuttgart: Klett-Cotta.

REDDEMANN, L. (2016): *Überlebenskunst. Von Johann Sebastian Bach lernen und Selbstheilungskräfte entwickeln* (8. Auflage). Stuttgart: Klett-Cotta.

REDDEMANN, L. & DEHNER-RAU, C. (2018): *Trauma heilen.* Stuttgart: Klett-Cotta.

ROMANUS-LUDEWIG, ALICE (2020): *Workout für die Seele: Wie wir unseren Guten-Laune-Muskel trainieren können & was Ängste mit Triathlon zu tun haben.* Paderborn: Junfermann.

ROST, C. & OVERKAMP, B. (2018): *Selbsthilfe bei posttraumatischen Symptomen: Übungen für Körper, Geist und Seele.* Paderborn: Junfermann.

SPANGENBERG, ELLEN (2021): *Dem Leben wieder trauen – Traumaheilung nach sexueller Gewalt.* Patmos

Podcasts

- *Seelenworkout* unter ↗ https://www.seelenworkout.de/#Podcast
  In meinem eigenen Podcast werden „Wissens-Happen“ angeboten: Du bekommst Impulse zur persönlichen Stärkung und Weiterentwicklung und kannst mir gerne auch Themen schreiben, über die du etwas im Podcast hören möchtest, oder mir rückmelden, was dir bereits geholfen hat und worüber du mehr erfahren möchtest.

- *Apropos Psychologie!* unter
  ↗ https://www.junfermann.de/podcast-apropos-psychologie/c-111
  Immer alles 1000-prozentig machen? Warum habe ich immer was an mir herumzumäkeln? Müsste ich nicht einfach mal genießen? Glücklich sein? I am what I am! Oder doch besser flüchten? Und wohin dann? … Wovor habe ich eigentlich Angst? Antworten auf Fragen wie diese findet die Journalistin Marion Heier im Junfermann-Podcast.

- *Psychologie to go* unter
  ↗ https://www.podcast.de/podcast/639577/psychologie-to-go
  Der Podcast von und mit Franca Cerutti liefert pragmatische und umsetzbare Denkanstöße für mehr Ausgeglichenheit und Zufriedenheit im Leben.

Websites

- ↗ https://www.seelenworkout.de
  Hierbei handelt es sich um meine eigene Website zum Buch „Workout für die Seele". Du findest dort Informationen zu meinen Coachings, meinen Podcast und Hinweise zu Seminaren und Kursen.

- ↗ http://www.fifap.de
  Unter der Rubrik „Angebote für Betroffene" findest du Informationen zu Hilfsangeboten und zum Thema „Psychische Traumatisierung" sowie Links zu vielen Themen wie Gewalt, Mobbing oder Traumafolgen.)

- ↗ http://www.schotterblume.de
  Auf dieser Website für Betroffene von seelischer, körperlicher und sexualisierter Gewalt in der Kindheit gibt es verschiedene Gedankenanstöße und fachliche Informationen zu einer Bandbreite an Themen wie „Missbrauch in der Kirche", „Gewalt in der Partnerschaft", „Täter" uvm.)

- ↗ http://www.opferhilfen.de
  ado, der Arbeitskreis der Opferhilfen in Deutschland e.V., vernetzt unterschiedliche professionell arbeitende Opferhilfeeinrichtungen. Als betroffene Person, Angehörige oder Freund eines Opfers oder Zeuge erhältst du weiterführende Informationen für nächste Schritte, die zu gehen sind.

- ↗ http://www.dissoc.de
  Diese Website richtet sich an Menschen mit dissoziativer Identitätsstörung und bietet weiterführende Informationen zu Hilfsangeboten, Literatur und Veranstaltungen.

Veranstaltungen

- „Seelenworkout"-Seminar: Das Seminar zum Buch! Du lernst dein Gehirn besser kennen und erfährst, wie du dieses Wissen zum Regulieren von Stress, Stimmungsschwankungen und Ängsten nutzen kannst.

Literatur

Bilek, E. (2020): Auf einer Wellenlänge. *Gehirn & Geist* Nr.09/2020.

Bohne, M. (2013): *Bitte klopfen! Anleitung zur emotionalen Selbsthilfe.* Heidelberg: Carl-Auer.

Bohne, M. (2019): *Synergien nutzen mit PEP.* Heidelberg: Carl-Auer.

Carnegie, D. (2018): *Wie man Freunde gewinnt. Die Kunst, beliebt und einflussreich zu werden* (10. Auflage). Frankfurt am Main: Fischer Verlag.

Csikszentmihalyi, M. (1992): *Flow. Das Geheimnis des Glücks.* Stuttgart: Klett-Cotta.

Curry, O., Rowland, L., Van Lissa, C., Zlotowitz, S., McAlaney, J. & Whitehouse, H. (2018): „Happy to help? A systematic review and meta-analysis of the effects of performing acts of kindness on the well-being of the actor". OSF Reprints. Einzusehen unter: ↗ https://osf.io/ytj5s (letzter Aufruf am 24.10.2021).

Gäbler, I. & Maercker, A. (2011): *Revenge after trauma: Theoretical outline.* Einzusehen unter ↗ https://www.researchgate.net/publication/225888756_Revenge_after_trauma_Theoretical_outline (letzter Aufruf am 27.10.2021).

Huber, M. (o. J.): *Ressourcium.* Erhältlich im Online-Shop unter: ↗ http://www.kikt-thema.de.

Huber, M. (2005): *Der innere Garten: Ein achtsamer Weg zur persönlichen Veränderung.* Paderborn: Junfermann.

Kampusch, N. (2012): *3096 Tage.* Berlin: Ullstein.

Kandel, E. (2007): *Auf der Suche nach dem Gedächtnis: Die Entstehung einer neuen Wissenschaft des Geistes.* München: Pantheon Verlag.

Kluft, R. P. (1996): „Outpatient Treatment of Dissociative Identity Disorder and allied forms of Dissociative Disorder not otherwise specified in children and adolescents". *Child and Adolescent Psychiatric Clinics of North America,* 5: 471-494.

Lösel, F. & Bender, D. (1999): „Von generellen Schutzfaktoren zu differentiellen protektiven Prozessen: Ergebnisse und Probleme zur Resilienzforschung". In: Opp, G. & Fingerle, M. (Hrsg.) (2008): *Was Kinder stärkt. Erziehung zwischen Risiko und Resilienz* (3. Auflage). München: Ernst Reinhardt, S. 57–78.

Notebaert, K. (2019): *„Hack your brain". Gedankentanken.* Einzusehen unter ↗ https://www.youtube.com/watch?v=owogg9TvF8E (letzter Aufruf am 24.10.2021).

Notebaert, K. & Creutzfeldt, P. (2015): *Wie das Gehirn Spitzenleistung bringt: Mehr Erfolg durch Achtsamkeit – Methoden und Beispiele für den Berufsalltag.* Frankfurt: Frankfurter Allgemeine Buch.

Peichl, J. (2024): *Rote Karte für den inneren Kritiker.* München: Kösel.

Reddemann, L. (2016): *Überlebenskunst: Von Johann Sebastian Bach lernen und Selbstheilungskräfte entwickeln* (8. Auflage). Stuttgart: Klett-Cotta.

Reddemann, L. (2020): *Imagination als heilsame Kraft: Ressourcen und Mitgefühl in der Behandlung von Traumafolgen* (22. Auflage). Stuttgart: Klett-Cotta.

Romanus-Ludewig, A. (2019): *Resilienz- und bindungsorientierte Traumatherapie (RebiT). Ein Handbuch.* Paderborn: Junfermann.

Romanus-Ludewig, A. (2020): *Workout für die Seele. Wie wir unseren Gute-Laune-Muskel trainieren und was Ängste mit Triathlon zu tun haben.* Paderborn: Junfermann.

Rosenberg, M. B. (2016): *Gewaltfreie Kommunikation: Eine Sprache des Lebens.* Paderborn: Junfermann.

Siegel, D. (2012): *The developing mind: How relationships and the brain interact to shape who we are.* New York: Guilford Press.

Siegel, D. J. & Bryson, T. (2018): *Wie Kinder aufblühen. Unterstützen Sie Ihr Kind darin, resilienter, eigenständiger und kreativer zu werden.* Freiburg: Arbor.

Spectrum.de (o. J.): *Lexikon der Psychologie:* „Priming-Effekt". Einzusehen unter ↗https://www.spektrum.de/lexikon/psychologie/priming-effekt/11826 (letzter Aufruf am 24.10.2021).

Spitzer, M. (2002): *Lernen: Gehirnforschung und die Schule des Lebens.* Heidelberg: Spektrum Akademischer Verlag.

Stahl, St. (2015): *Das Kind in dir muss Heimat finden.* München: Kailash.

Index

A

Aktivität 22, 29, 30, 63, 72, 77, 110, 156
Altersregression 67, 69
AMOS-Prinzip 30, 156
Amygdala 15, 106
Angst 19, 40, 43, 57 f., 62, 71, 82, 112, 117, 155
Anpassung 91 f.
Antreiber, innere 90

B

Belastungsliste 105
Berührungen 28, 76
Beziehungen 17, 21, 26, 31, 49, 63, 93, 103, 142, 151, 153
  toxische 46
Big Five 43, 52, 63, 78, 88
Bildschirmmethode 84, 109, 112, 115
Burn-out 82 f.

C

Csikszentmihalyi, Mihaly 148

D

Depression 17, 19, 63, 68 f., 72, 82, 141, 150
Dissoziation 28, 64, 75, 104, 126
Distanz, emotionale 58
Drogen 19, 73

E

Ego States 89
Erinnerung 45, 48

F

first-worst-last 128
Flashback 17, 104, 106, 128
Fragmentieren 14

G

Gedächtnis 14 f., 21, 51, 67
Gedanken 39, 42, 49, 58
  positive 35, 43, 117
  toxische 39, 49, 88, 117, 128 f.
Gefühle
  Ausdruck von ~n 139, 143, 145
  auslösen positiver 41, 46, 51, 69
  nicht verarbeitete 113
  Überflutung 105, 106
Gefühlsleere 17, 24
Gehirn 15, 19, 24, 39, 49, 51, 106
  Ja-/Nein- 43
Glück 32, 41, 44, 46, 72, 148

H

Heilungsprozess 26, 32, 104, 109, 138, 144
Hippocampus 15, 21

I

Imagination 52 f., 55, 60, 62 f., 68, 103, 139
Intrusionen 17

K

Kind, inneres 64 f., 68, 77
Kontrolle 35, 54, 60, 79, 85, 117, 131
Kreativität 51, 55, 75, 81, 149 f.

L

Limbisches System 15

N

Nachbesprechung 112 f., 116, 123
Netwerkaktivierender Traumascreen (NaTs) 109
Netzwerk
  -aktivierung 112, 117
  neuronales 41 f., 49, 89, 110
Neuorientierung 25, 137, 141, 145
Neurolinguistisches Programmieren (NLP) 49, 69
Notfallkoffer 64, 74 f., 78

O

Opfer 30, 106, 146
  -haltung 30, 156
  -rolle 121, 156
Optimismus 30 f.

P

Panikattacken 19
Perfektionismus 91
Persönlichkeit 65, 88, 93
~santeile 89, 93, 95 f.
posttraumatic growth 152, 157
Posttraumatische Belastungsstörung (PTBS) 25, 151
Priming-Effekt 51

R

Rache 145 f.
Reddemann, Luise 139
Reframing 69, 70, 72, 77
Reorientierung 76, 126
Resilienz 32, 150, 157
Resilienz- und bindungsorientierte Traumatherapie (RebiT) 25, 36, 101, 105, 112 f., 125 f., 130, 133, 153
Ressource 44, 47, 49, 56, 58, 106, 152
Richter, innere 91
Rituale 25, 49, 51, 137, 139, 143

S

Scheinwerferübung 69, 71 f., 77
Schlafstörung 16, 18, 22
Schuld 88, 110, 128, 130 f., 145 ff.
Selbst
-akzeptanz 30 f., 156
-heilung 26, 52, 60, 101, 150, 155 f.
-management 83
-verantwortung 30, 156
-vertrauen 36, 57, 101
-wert 70, 88 f., 130, 132
-zweifel 57, 88 f.
Sicherheit 13, 26, 55, 127, 130 f., 156
Sinn 137, 139, 147 ff., 152
-krise 138
-losigkeit 22, 147
Sinne 41, 49 f., 54 f., 71, 74, 81
Spiritualität 149, 151 f.
Stabilisierung 22, 35, 43, 143
Stabilität 24, 30 f., 82, 95, 104, 106, 114, 138, 152 f., 156
Checkliste 103 f.
Stress 15 ff., 63, 70, 129
-hormone 15 f.
-regler 78, 82 f., 85
-verarbeitung 15
Suizid 19, 104
Synapsen 40 f.

T

Täter 144 ff.
Briefe an den 140
-konfrontation 143
Kontakt zum 141, 156
To-enjoy-Liste 72, 77
Trauer 25, 137, 139 ff.
Trauma
Definition 13
Diagnose 13, 27
Folgen 16, 21
-folgestörung 17, 21, 27
-konfrontation 24 f., 27, 101 f., 104, 111, 125
Symptome 21, 26
-therapie 21 f., 30
Ursachen 14
Trigger 41, 58, 63, 76
Trost 50, 64 f., 68, 77, 143

U

Übererregung 18, 24, 110
Übergriff 26, 28, 130, 141
Untererregung 110

V

Verankerung 49, 51
Vergebung 145 f.
Vermeidung 18, 24, 128

Z

Ziele 21, 27, 36 f., 137, 156
-schema 37, 153

Über die Autorin

Dr. Alice Romanus-Ludewig ist ärztliche Psychotherapeutin in eigener Praxis, Life Coach, Autorin und Gründerin des Podcasts „Seelenworkout“. Zu ihren Themenschwerpunkten gehören Traumatherapie, Ressourcenarbeit und die Ausbildung von Therapeuten. Leidenschaftlich gerne unterstützt sie Menschen dabei, ihr volles Potenzial auszuschöpfen und ihrem Leben eine neue Richtung zu geben.

Notizen

Notizen

Notizen

Notizen

Notizen

Heilende Fantasiereisen bei PTBS

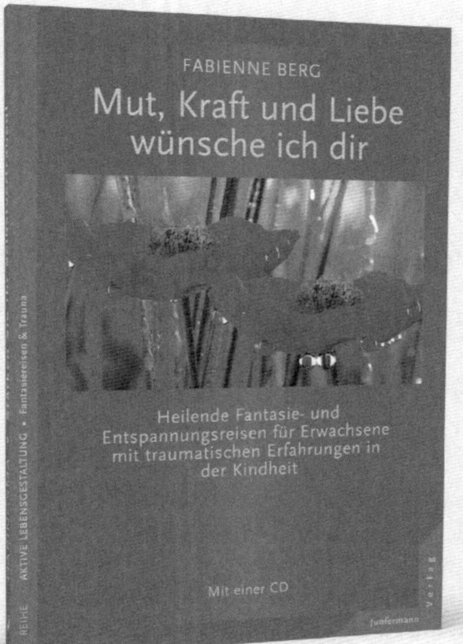

Fabienne Berg

Mut, Kraft und Liebe wünsche ich dir

Fantasiereisen für Erwachsene mit traumatischen Erfahrungen in der Kindheit. Mit CD

Dieses Buch wendet sich an alle, die Opfer sexueller und seelischer Gewalt wurden. Es macht den Betroffenen Mut, an ihre Heilung zu glauben und niemals aufzugeben. Da sich Mut aber in der Praxis beweisen muss, ist es auch ein ganz konkretes Übungsbuch. Das Herzstück bilden zehn Fantasiereisen, von denen sich jede einem ganz speziellen, für die Heilung relevanten Thema widmet. Der Autorin diente ihre eigene Genesungsgeschichte genauso als Grundlage wie Erfahrungsberichte von anderen Betroffenen.

Dieses Buch richtet sich auch ganz besonders an all die engagierten Helferinnen und Helfer, ohne die wohl die meisten Menschen mit komplexer PTBS niemals aus der eigenen inneren Isolation finden würden. Für sie ist es interessant zu erfahren, wie eine Betroffene ihre Heilung beschreibt und welche Themen Betroffene in der Rückschau als besonders prägnant empfunden haben.

96 Seiten, kart. • € (D) 17,00 • ISBN 978-3-87387-914-0
Auch als E-Book erhältlich.

Fabienne Berg hat Sprach- und Sozialwissenschaften studiert. Vor dem Hintergrund ihrer eigenen Traumabewältigung befasst sie sich mit den Auswirkungen seelischer Verletzungen sowie mit den Zusammenhängen von Heilung und Selbstfindung. Besonders liegt ihr am Herzen, andere Menschen auf ihrem Heilungsweg zu unterstützen und zu stärken.

Weitere erfolgreiche Titel:

Nahrung für Körper und Seele
ISBN 978-3-95571-629-5

Übungsbuch Resilienz
ISBN 978-3-95571-005-7

Mit Schmerzen leben
ISBN 978-3-95571-674-5

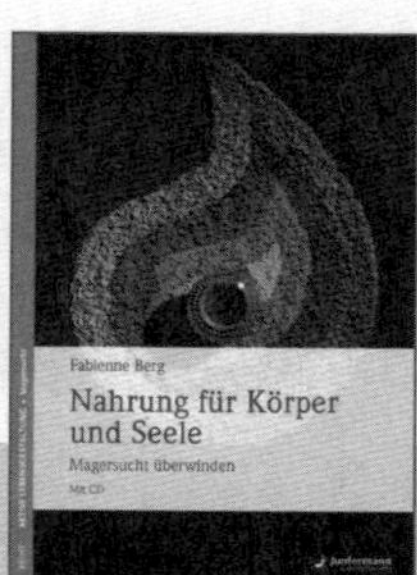

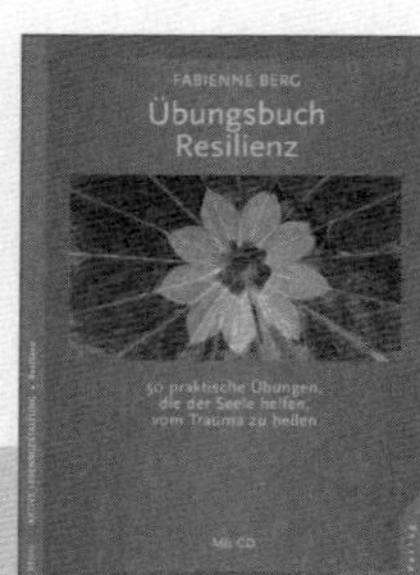

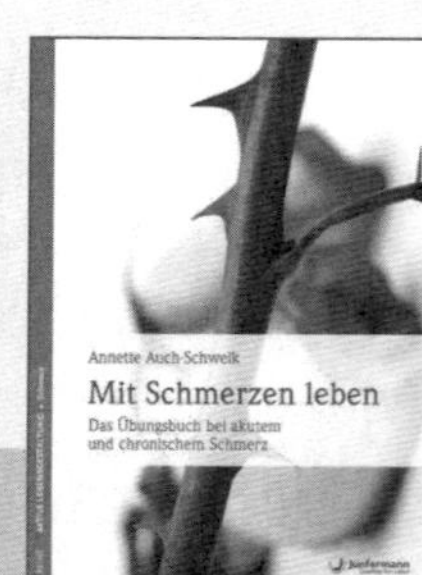

www.junfermann.de